Dr. Angela Fetzner

Der dicke Bauch – Raus aus dem Teufelskreis

Impressum:

Gartenstr. 10
56462 Höhn
www.angela-fetzner.de
kontakt@angela-fetzner.de

Herstellung: Amazon Independly published

Umschlaggestaltung:
ZERO Werbeagentur, München unter Verwendung von Motiven von shutterstock.com

Buchsatz: Michael Raab

Cover-Foto:
© YAKOBCHUK VIACHESLAV shutterstock.com

ISBN: **9781493669349**

Inhaltsverzeichnis

„Die Hälfte hat, wer angefangen hat.“
Horaz

Ein flacher Bauch entspricht dem Schönheitsideal der meisten Frauen und Männer. Denn wer von uns wünschte sich nicht einen knackigen und sexy Waschbrettbauch? Ein dicker Bauch dagegen sieht nicht nur unschön aus, er zieht auch zahlreiche negative gesundheitliche Konsequenzen nach sich. Denn während der dicke Bauch bis vor wenigen Jahren vorwiegend als rein ästhetisches Manko angesehen wurde, gilt er heute als eines der gefährlichsten Gesundheitsrisiken überhaupt. Doch warum ist der dicke Bauch eigentlich so gefährlich? Ist dies reine Panikmache oder geht vom Bauchfett wirklich eine immense Gefahr aus - wie nun neuerdings immer wieder behauptet wird?

Was sind die hauptsächlichen Gründe für die Entstehung des dicken Bauchs – und vor allem: Was kann man dagegen tun? Antworten auf diese brennenden Fragen werden in diesem Buch ausführlich aufgezeigt. Die verschiedenen Ursachen für die Entstehung des dicken Bauchs werden erörtert, ferner werden seine negativen Wirkungen auf den gesamten Körper besprochen. Vor allem aber werden verschiedene Möglichkeiten beschrieben, wie Sie wieder einen schlanken und flachen Bauch zurück gewinnen.

Bei Kenntnis der theoretischen Grundlagen der Entstehung des dicken Bauchs und bei Beherzigung entsprechender Maßnahmen, zu denen ausreichende Bewegung und eine ausgewogene Ernährung gehören, werden Sie in Kürze einen Bauch nach Ihren Wünschen erhalten.

Die Autorin berät und informiert als promovierte Apothekerin seit zwei Jahrzehnten zahlreiche Kunden. Als unabhängige Autorin und Apothekerin fühlt sich die Verfasserin dieses Buchs nur der Gesundheit und dem Wohl der Menschen verpflichtet.

Herzlichst Ihre Apothekerin Dr. Angela Fetzner

Prolog

Irgendwann ist er da. Der dicke Bauch.

Wenn jenseits der dreißig oder vierzig auf einmal die Zeiten passé sind, in denen man ohne Reue große Mengen Kuchen, Schokolade, Eis, Chips und Pommes in sich reinschaufeln konnte, ist seine große Zeit gekommen. Wenn zu einer übermäßigen und meist ungesunden Ernährung sich noch Bewegungsmangel, Stress im Beruf und zu wenig Schlaf gesellen, hat man ganz schnell einen unerwünschten Begleiter an seiner Seite, den man so schnell nicht wieder loswird. Denn wer schon einmal versucht hat, abzunehmen, weiß, wie schwierig das ist. Ein dicker Bauch verteidigt gerne seine Daseinsberechtigung. Es braucht viel Einsatz und einen eisernen Willen, die lästigen Pfunde wieder loszuwerden. Übergewicht ist eine unschöne Begleiterscheinung der modernen Wohlstandsgesellschaft. Neben dem Ausmaß des Übergewichts ist auch entscheidend, wo sich das überschüssige Fett ansammelt - insbesondere das gefährliche Bauchfett wirkt sich bei der Entstehung von ernährungsbedingten Krankheiten negativ aus.

Denn Fettleibigkeit ist nicht nur ein ästhetischer Mangel - Übergewicht stellt bekanntermaßen auch ein hoher Risikofaktor für die Entwicklung von Herz-Kreislauf-Erkrankungen, Diabetes mellitus, Bluthochdruck und bestimmten Krebsarten dar. Für einen langfristigen Erfolg einer Gewichtsabnahme spielen mehrere Faktoren eine Rolle. Ausreichend Bewegung und eine ausgewogene Ernährung sind genauso wichtig wie Ruhe- und Erholungsphasen. Dabei braucht man keinen Hochleistungssport zu betreiben, beispielsweise genügt schon ein zügiger halbstündiger Spaziergang in der Natur mehrmals pro Woche für eine gute Fettverbrennung. Eine mäßige, aber regelmäßige Bewegung bringt mehr als sporadische sportliche Höchstleistungen. Auch bei der Ernährung bringen kleine, aber dauerhafte Änderungen im Speiseplan mehr als kurzfristige Hungerkuren.

Mit ein wenig Geduld und bei Beherzigung der praktischen Ratschläge in diesem Buch kann ein eben noch dicker Bauch in erstaunlicher Kürze zum Schmelzen gebracht werden.

Viel Erfolg bei diesem Vorhaben wünscht Ihnen Ihre Apothekerin Dr. Angela Fetzner

Der dicke Bauch - immer weiter auf dem Vormarsch

Gesundheitsforscher schlagen Alarm. Die Zahl der Übergewichtigen steigt stetig, gleichzeitig gibt es immer mehr extrem dicke Menschen, auch Ultra-Dicke genannt - die Dicken werden also immer dicker.

„Schwere Zeiten" sind also im wahrsten Sinne des Wortes eingetreten. Ist Übergewicht schon der Normalzustand, so könnte man beinahe provozierend fragen.

In einer Gesellschaft, die überwiegend sitzende Tätigkeiten ausübt, und gleichzeitig mit einem Überangebot an Lebensmitteln gesegnet ist, ist der Zustand des Dickseins nicht weiter verwunderlich. Nahrung - insbesondere ungesunde Nahrung - ist stets und überall präsent und wird in einem nie dagewesenen Ausmaß beworben und auch konsumiert.

Dank Autos, Bussen und Aufzügen lassen wir uns bewegen, anstatt uns selbst zu bewegen. Immer mehr Menschen arbeiten zudem im Sitzen und abends sitzt man dann gemütlich auf der Couch und vor dem Fernsehgerät.

Auch steigender Leistungsdruck im Berufsleben, emotionale Probleme und mangelnde soziale Kontakte werden oft durch übermäßige Nahrungsaufnahme zu kompensieren versucht.

Phasen des Hungers und des Mangels, wie sie unsere Vorfahren noch überbrücken mussten, treten in unserer modernen Gesellschaft kaum noch auf. Seit langen Jahrzehnten leben wir in einer friedlichen Zeit ohne Kriege und Hungersnöte, der Mensch lebt scheinbar in einem kulinarischen Schlaraffenland, in dem weit und breit Überfluss an Nahrung herrscht.

Veränderte Lebens- und Arbeitsbedingungen, vererbte Veranlagung bis hin zu sozialen und gesellschaftlichen Veränderungen - es finden sich viele Verdächtige im Dunstkreis des Übergewichts. Diesen Verdächtigen auf die Spur zu kommen und sie aus dem Weg zu räumen, ist Anliegen dieses Ratgebers.

Ihnen, verehrte Leserin und verehrter Leser, wünsche ich, dass Sie einen möglichst großen Nutzen aus diesem Buch ziehen und viele der Ratschläge und Maßnahmen in die Tat umsetzen können.

Die verschiedenen Figurtypen

Während die meisten Menschen ziemlich genau wissen, wie viele Kilos sie auf die Waage bringen, haben viele keine klare Vorstellung davon, welcher Figurtyp sie eigentlich sind.

So sind sich viele Menschen auch gar nicht bewusst, dass das reine Körpergewicht keine allzu große Rolle spielt, sondern vielmehr, wie sich dieses Gewicht auf den gesamten Körper verteilt.

So können die Körperformen von Frauen und Männern in folgende Figurtypen eingestuft werden: Birnenform, Apfelform, Banane, Sanduhr und ovale Form. Bei der Apfel- und der Birnenform liegt meist Übergewicht vor.

Apfelform (abdominale Adipositas)

Männer neigen sehr oft zur Apfelform, die durch einen dicken Bauch und schmalere Hüften gekennzeichnet ist. Das Körperfett sammelt sich hier um Bauch und Taille. 80 % der übergewichtigen Männer neigen zu dieser Körperform, immerhin aber auch 15 % der Frauen.

Birnenform (periphere Adipositas)

Übergewichtige Frauen neigen zu 85 % zu einer Fettspeicherung an Hüften, Oberschenkeln, Gesäß und Armen. Bei Männern ist diese weniger gefährliche und schneller abbaubare Fettablagerung nur zu 20 % verbreitet.

Während die „Birne" nicht gefährlich lebt und keine großen gesundheitlichen Risiken eingeht (nur bei deutlichem Übergewicht spielt es keine Rolle mehr, ob ein Apfel- oder Birnentyp vorliegt), birgt die Apfelform zahlreiche Gesundheitsrisiken. Menschen, die zu viel Fett um die Leibesmitte haben, drohen Diabetes, Bluthochdruck und Herz-Kreislauf-Erkrankungen. Hierzu aber später mehr.

Auf ganz einfache Weise können Sie ermitteln, ob Sie ein Apfel- oder Birnentyp sind, indem Sie den Taillen-Umfang durch den breitesten Hüftumfang teilen. Liegt das Ergebnis unter 0,85 (bei Männern unter 1), können Sie erleichtert aufatmen - denn in diesem Fall sind Sie ein Birnentyp.

Welcher Bauchtyp sind Sie?

Man unterscheidet bei übergewichtigen Menschen nicht nur die Birnen- und Apfelform - auch bei der Apfelform unterteilt man nochmals in verschiedene Bauchtypen.

Denn nicht jeder Apfeltyp setzt das Fett an der gleichen Stelle am Bauch an - so kann der Apfeltyp seinen Bauch als einen von fünf Bauch-Typen identifizieren. Im Übrigen gibt es für jede Bauchform eine spezielle Ernährung und ein gezieltes Sportprogramm, um den Bauch dazu zu bringen, endlich klein bei zu geben.

Bauchtyp 1: Der Rettungsring-Bauch

Der Rettungsring-Bauch zeichnet sich durch zwei oder mehrere Fetteinlagerungen aus, die wie ein Ring über und unter dem Bauchnabel um die gesamte Taille verlaufen.

Personen mit einem Rettungsring-Bauch üben häufig eine sitzende Tätigkeit aus und ernähren sich vorwiegend von Kohlenhydraten.

Bauchtyp 2: Der Stress-Bauch

Hier lagert sich das Fett in der Bauchdecke in Magen- und Darmgegend ein. Dieser Bauchtyp leidet unter einem stressigen Alltag, isst unregelmäßig und kaut seine Mahlzeiten meist nicht richtig.

Bauchtyp 3: Der Blähbauch-Typ

Der typische Blähbauch ist am Morgen meist noch flach und legt im Laufe des Tages vor allem im mittleren und unteren Bauchbereich an Umfang zu.

Nicht nur übergewichtige, sondern auch schlanke Personen können diesen Bauch-Typ haben. Der Blähbauch resultiert hauptsächlich aus Stress und Unverträglichkeiten auf bestimmte Nahrungsmittel.

Bauchtyp 4: Der Unterbauch

Dieser Bauchtyp hat ein Bäuchlein unterhalb des Nabels, ist aber ansonsten schlank und sportlich, und hat auch einen flachen Oberbauch.

Der Unterbauch-Typ nascht gerne Süßigkeiten oder mampft Fast-food.

Berechnung von Normal- und Idealgewicht

- und warum diese Werte häufig wenig aussagekräftig sind

Am einfachsten und unkompliziertesten ist es, das Körpergewicht mittels einer Waage zu ermitteln - am besten immer zur gleichen Tageszeit, ideal ist die Messung am Morgen.

Eine quantitative Bewertung des Körpergewichts in Relation zur Körpergröße ist bei dieser Messung jedoch problematisch, ebenso eine Beurteilung des Bauchumfangs.

Aus diesem Grund wurde eine Reihe von Indizes zur aussagekräftigen Beurteilung des Körpergewichts entwickelt. Die bekanntesten Berechnungsformeln sind der Broca-Index, der Body-Mass-Index, der Ponderal-Index und das Taille-Hüfte-Verhältnis.

Body-Mass-Index (BMI)

Die am häufigsten verwendete Maßzahl für die Bewertung des Körpergewichts eines Menschen in Relation zu seiner Körpergröße ist aktuell der Body-Mass-Index (BMI). Zur Berechnung des BMI wird die Körper-Masse auf das Quadrat der Körpergröße bezogen.

Der BMI ist jedoch lediglich ein grober Richtwert, da er weder die Statur noch die individuelle Zusammensetzung der Körpermasse aus Fett- und Muskelgewebe berücksichtigt. So hat zum Beispiel ein Bodybuilder einen sehr geringen Körperfettanteil, aber aufgrund seiner hohen Muskelmasse unter Umständen einen BMI von deutlich über 25.

Das Normalgewicht wird definiert durch einen BMI zwischen 18,5 und 25,5. Eine Adipositas liegt nach Definition der WHO ab einem Körpermasseindex (BMI) von 30 kg/m² vor, wobei drei Schweregrade unterschieden werden, zu deren Abgrenzung ebenfalls der BMI herangezogen wird.

Das Idealgewicht ist das Körpergewicht, bei welchem - in Abhängigkeit von Körpergröße, Geschlecht und Schwere des Knochenbaus - die höchste Lebenserwartung erzielt wird.

Mittlerweile hat man jedoch nachgewiesen, dass ein paar Kilo Übergewicht gar nicht so ungünstig sind wie bisher angenommen, sondern im Gegenteil sogar gesund sind. Eine exakte Erklärung für dieses Phänomen steht allerdings noch aus. Möglicherweise wirken sich gerade im Alter und beim Vorliegen von diversen Krankheiten ein paar zusätzliche Kilos als „Reserve" positiv aus.

Allerdings kommt es sehr darauf an - wie bereits besprochen wurde - wo das Körperfett gespeichert ist. Ist das Fett im Bauch lokalisiert, so erhöht sich das Risiko für Herz-Kreislauf-Erkrankungen und Diabetes. Fett an Po und Oberschenkeln kann dagegen gerade vor diesen Erkrankungen schützen.

Der Bauchumfang: Das Maßband ist wichtiger als die Waage

Da man in letzter Zeit über die Gefährlichkeit des Bauchfetts besser Bescheid weiß, wird seit Neuestem vermehrt der reine Bauchumfang, unabhängig von der Körpergröße, als Indikator für Übergewicht herangezogen. Der Bauchumfang bezeichnet den in der Mitte zwischen dem unteren Rippenbogen und der Oberkante des Hüftknochens gemessene Körperumfang.

Die Messung des Bauchumfangs ist eine indirekte Methode zur Bestimmung des in der Bauchhöhle liegenden Fettgewebes, des sog. Viszeralfetts. Das viszerale Fett sollte ein Volumen von 3 l nicht überschreiten.

Ein erhöhter Bauchumfang, bei Frauen von über 80 cm, bei Männern von über 94 cm, gilt als wichtiger Risikofaktor für das Auftreten von Krankheiten, wie Koronare Herzkrankheit, Schlaganfall, Herzinfarkt und Diabetes mellitus Typ 2. Bei über 88 cm bei Frauen und über 102 cm bei Männern besteht ein deutlich erhöhtes Risiko.

Obwohl Alter, Körpergröße und andere individuell unterschiedliche Parameter nicht in die Berechnung mit einbezogen werden, erlaubt der Bauchumfang eine orientierende Abschätzung des Risikos durch Übergewicht.

So messen Sie den Bauchumfang richtig

Richtiger Zeitpunkt:

Am Morgen (der Bauchumfang variiert im Laufe des Tages bis zu 4 cm!)

Vor dem Frühstück
Im Badezimmer
Unbekleidet
Vor dem Spiegel

Das Maßband richtig anlegen:
Dort, wo der Bauch den größten Umfang hat, wird gemessen. Bei den meisten Menschen ist dies in etwa in Nabelhöhe.

Messung:
Bauch entspannen und Umfang in Mittellage messen.

Nachteile der Methode:
Das Maßband kann nur erste Hinweise auf die Menge des Bauchfetts geben, denn freilich kann damit das unter der Haut befindliche Fett nicht von dem in der Bauchhöhle lokalisierten Fett unterschieden werden.
Außerdem wird die individuelle Körpergröße nicht berücksichtigt sowie auch nicht das Verhältnis des Bauchumfangs zur Hüfte.
Aus diesem Grund kann man durch die Kombination mehrerer Messwerte zu einem aussagekräftigeren Ergebnis kommen als bei bloßer Berücksichtigung des Taillenumfangs.
Kein anderes Verfahren kann allerdings eine so zuverlässige Prognose über die Fettverteilung geben wie die bildgebende Methode der Magnetresonanztomographie.

Taille-Hüfte-Verhältnis

Das Taille-Hüfte-Verhältnis (Waist-to-Hip-Ratio) bezieht außer dem Taillenumfang auch den Umfang der Hüfte in die Berechnung mit ein.

Dadurch ist eine Beurteilung möglich, ob es sich bei dem Bauchfett um inneres oder äußeres Bauchfett handelt, denn bei einem hohen Anteil von äußerem Bauchfett liegt meist auch ein großer Hüftumfang vor. Wenn dagegen der Taillenumfang im Verhältnis zum Hüftumfang groß ist, dann liegt vermehrt inneres Bauchfett vor.

So ermitteln Sie das Taille-Hüfte-Verhältnis:

Messen Sie den Taillenumfang etwa 2 cm über dem Bauchnabel.

Messen Sie den Hüftumfang an der dicksten Stelle.

Berechnen Sie das Taille-Hüfte-Verhältnis mit folgender Formel:

Taille/Hüfte = Taille-Hüfte-Verhältnis

Das Taille-Hüfte-Verhältnis sollte bei Männern kleiner als 1,0 und bei Frauen kleiner als 0,85 sein.

Im Übrigen gilt ein Verhältnis von 0,7 als ideal für eine Frauenfigur.

Ursachen für die Entstehung des dicken Bauchs

Positive Energiebilanz

Wird dem Körper mehr Energie zugeführt als verbraucht wird, so spricht man von einer positiven Energiebilanz.

Ein Zuviel an Energie wird als Körperfett gespeichert, unabhängig davon, ob die Energie als Fett oder als Kohlenhydrate zugeführt wird (Eiweiß wird dagegen nur in einem sehr geringen Umfang gespeichert). Eine positive Energiebilanz ist also die Voraussetzung für die Anlagerung von Fettspeichern.

Nichtsdestotrotz speichern Menschen bei gleicher Nahrungsaufnahme und Bewegung unterschiedlich viel Fett. So können manche Menschen essen, was sie wollen und bleiben schlank, andere Personen dagegen essen nur mäßig und werden übergewichtig.

Der wichtigste Unterschied zwischen diesen Personen liegt im unterschiedlichen Grundumsatz.

Grundumsatz

Der Grundumsatz bezeichnet diejenige Energiemenge, die der Körper im Ruhezustand bei einer Indifferenztemperatur von 28 °C benötigt, um die grundlegenden Körperfunktionen aufrecht zu erhalten.

Zu den grundlegenden Körperfunktionen gehören z. B. die Aufrechterhaltung der Körperwärme, die Aufrechterhaltung von Verdauung und anderen Organfunktionen, die Aufrechterhaltung geistiger Funktionen und der Wiederaufbau von sich ständig erneuernden Körperbestandteilen wie Haaren, Fingernägeln und Haut.

Der größte Anteil des Grundumsatzes, etwa 60 %, wird für die körpereigene Wärmebildung verwendet. Den größten Anteil hieran haben wiederum Leber und Skelettmuskulatur mit je etwa 26 %, gefolgt vom Gehirn mit 18 %, dem Herz mit 9 % und den Nieren mit 7 %. Die restlichen 14 % entfallen auf die übrigen Organe.

Der Grundumsatz beträgt bei einem 80 kg schweren Mann rund 1900 kcal, bei einer 60 kg schweren Frau immerhin noch 1300 Kilokalorien. Erstaunlicherweise verbraucht unser Körper also am meisten Energie nicht etwa beim Sport oder bei körperlicher Arbeit - sondern zur Aufrechterhaltung der Körperfunktionen.

Der Grundumsatz ist also abhängig vom Geschlecht, Alter, vom Gewicht und der Größe. Weitere Faktoren, die den Grundumsatz beeinflussen, sind u. a. die Muskelmasse, das Klima, die Wärmedämmung durch Kleidung, die Stoffwechselaktivität der inneren Organe, Hormone, Medikamente sowie der allgemeine Gesundheitszustand.

Zur Berechnung des Grundumsatzes dient folgende einfache Faustregel:

> Grundumsatz (Frauen): 0,9 x Körpergewicht [kg] x 24
> Grundumsatz (Männer): 1 x Körpergewicht [kg] x 24

Der Grundumsatz kann durch den Aufbau von Muskulatur erhöht werden, da Muskeln auch im Ruhezustand mehr Energie als Fett verbrauchen.
Üppige Fettpolster senken dagegen den Grundumsatz, weil die Fettschicht isolierend gegen Kälte wirkt und somit weniger Energie verbraucht wird.

Genetische Komponente

Zu einem nicht unerheblichen Anteil ist Übergewicht auch genetisch bedingt.
So gibt es Menschen, die wie die Scheunendrescher essen und trotzdem schlank bleiben - andere Menschen dagegen haben nicht so viel Glück und scheinen schon allein vom Betrachten von verführerischen Lebensmitteln dick zu werden.
Wieder andere nehmen bei einer Ernährung mit hohem Fettgehalt deutlich mehr zu als andere Menschen, bei denen der Fettgehalt der Nahrung keine so große Rolle zu spielen scheint. Die Aussage vom guten und schlechten Futterverwerter ist also keine faule Ausrede übergewichtiger Menschen, sondern mittlerweile auch wissenschaftlich erwiesen.

Die Nahrung wird je nach genetischer Ausstattung unterschiedlich verwertet, erste Ansätze hierzu über die Entstehung des Übergewichts sind entdeckt. So besitzt ein Teil der Übergewichtigen veränderte Andockstellen für Sättigungshormone, weiter kann das körpereigene Signal für Sättigung nicht empfangen werden.

Bei anderen Übergewichtigen wiederum ist die Wirkungsweise des für die Sättigung verantwortlichen Hormons Leptin gestört.

Ein weiterer Ansatz ist, dass bei Adipositas der fein abgestimmte Regelkreis des Körperfettspeichers aus dem Lot geraten ist. So kommt es zu einer Sollwertveränderung in diesem Regelsystem, wodurch die Regulation der Energiebilanz nicht mehr gewährleistet ist.

Überernährung führt also nicht bei allen Personen zu dem Gewichtszuwachs, der rein rechnerisch zu erwarten wäre. Bei manchen Menschen wird überschüssig aufgenommene Energie auch in Form von Wärme abgegeben.

Übergewichtige Menschen haben dagegen einen sparsamen Stoffwechsel, deshalb nennt man sie auch gute Futterverwerter oder kalte Dicke.

Der Gesamtenergieumsatz kann in drei Hauptkomponenten untergliedert werden: den Ruheenergieumsatz, den thermischen Effekt der Nahrung und die Energiekosten für körperliche Aktivität. Jeder dieser drei Posten wird im Zusammenhang mit der Entstehung von Übergewicht diskutiert. So variiert der Ruheenergieumsatz erheblich, ein Teil dieser Variabilität ist genetisch veranlagt.

Man darf jetzt aber freilich nicht zu dem Trugschluss gelangen, dass man sich mit der Adipositas und dem dicken Bauch abfinden muss, dass dies sozusagen schicksalhafte und unausweichliche Konsequenzen einer ungünstigen genetischen Veranlagung sind - vor denen es kein Entrinnen gibt.

Ernährungsfehler

Zu viel, zu fett, zu süß, zu viel Alkohol - in knappen Worten sind die größten Ernährungsfehler auf den Punkt gebracht.

So stehen im Zentrum der Ernährungssünden, die für eine Ansammlung von Bauchfett verantwortlich sind, vor allem Nahrungsmittel mit einem hohen Gehalt an Fett und Zucker.

Zu den fetten Sünden gehören Fertigmahlzeiten, bei denen sehr häufig große Mengen Fett als Geschmacksträger verwendet werden, weiter Chips, Pommes, Soßen, Mayonnaisen und Wurstsorten mit hohem Fettanteil.

Zu den süßen Verführern gehört alles, was Süßschnäbeln schmeckt - Kuchen, Eis, Gebäck und Bonbons.

Raffinierte Mono- und Disaccharide wie Glucose, Fructose und auch Milchzucker - wie sie in Süßigkeiten enthalten sind - lassen den Blutzuckerspiegel rasant ansteigen. Daraufhin schüttet die Bauchspeicheldrüse Insulin aus. Je steiler der Anstieg von Blutzucker und Insulin ausfällt, desto zügiger fallen die Werte anschließend wieder ab. Heißhungerattacken drohen.

Die sogenannten schnellen Kohlenhydrate kommen beispielsweise auch in Weißbrot und Nudeln vor. Auch hier steigt nach deren Verzehr der Blutzuckerspiegel rasant an, Insulin wird produziert. Da Insulin den Fettabbau hemmt, kann sich dieses ungehindert im Körper anlagern.

Vergessen darf man natürlich auch nicht alle Arten von Limonaden und Säften. Diese Getränke enthalten reichlich Zucker, ohne jedoch einen Sättigungseffekt zu erzielen. In diesen Getränken sind also unzählige leere Kalorien in flüssiger Form enthalten. Der Zucker wandert sehr schnell ins Blut, der Insulinspiegel steigt, wodurch zusätzlich der Fettabbau gehemmt wir und Heißhunger entsteht.

Das Gefährliche an all diesen Nahrungsmitteln ist außerdem, dass diese nicht nur besonders kalorienreich sind, sondern dass sie meistens als Zwischenmahlzeit oder Extra zusätzlich zu den normalen Mahlzeiten verzehrt werden. Außerdem haben die genannten Nahrungsmittel meist keine große Sättigungswirkung, so dass der Magen schon nach kurzer Zeit wieder knurrt.

Diäten machen dick

Bei jeder Diät wird dem Körper eine Ausnahmesituation signalisiert: Der Stoffwechsel wird gedrosselt und nur noch wenig Energie wird verbrannt. Dadurch sinkt der Grundumsatz, der Körper stellt sich darauf ein, mit weniger Energie auszukommen. Das gilt insbesondere für Crash-Diäten mit einer extrem reduzierten Kalorienmenge. Beendet man die Diät und ernährt sich wieder normal, schaltet der Körper sofort wieder um – um für die nächste Diät gerüstet zu sein.

So zieht der Körper dann so viel Energie wie nur möglich aus der Nahrung und legt Reserven an, um für das nächste vermeintliche Notprogramm gerüstet zu sein.

Mit jeder strengen Diät, die man erneut durchführt, wird der Grundumsatz immer weiter abgesenkt. Dieses Phänomen nennt man auch Jojo-Effekt. Der Jojo-Effekt bedeutet, dass nach einer Diät mit dadurch verbundener Gewichtsabnahme bald wieder eine Gewichtszunahme folgt - um am Ende wieder genauso viel zu wiegen wie vorher oder sogar noch mehr.

Das Gewicht geht wie bei einem Jojo erst runter, dann wieder rauf – daher die Bezeichnung Jojo-Effekt. Die ständigen Gewichtsschwankungen sind am Ende gesundheitsgefährdender als ein konstant hohes Gewicht.

Der Jojo-Effekt ist einfach erklärt. Bei Nährstoffmangel, etwa bei einer kalorienreduzierten Diät, schaltet der Körper auf Sparflamme. Der Grundumsatz wird abgesenkt, um die verringerte Energiezufuhr zu kompensieren.

Zum Grundumsatz gehören der ständige Um- und Neubau einzelner Körperbestandteile. Zellen sterben ab und werden neu ersetzt, Proteine und Fette werden abgebaut und neu produziert. Selbst der scheinbar starre Knochen wird ab- und wieder aufgebaut. Diese Vorgänge erfordern in unterschiedlichem Maß Energie.

Beim Hungern werden abhängig vom Ausmaß des Hungerns einige dieser Vorgänge verlangsamt oder gar gestoppt, so dass insgesamt weniger Energie verbraucht wird. Auch die mit allen Stoffwechselvorgängen verbundene Thermogenese (Wärmeentwicklung) wird reduziert.

Der Abnehmwillige verbraucht nun im täglichen Leben entsprechend weniger Kalorien, der erwünschte Gewichtsverlust wird daher trotz reduzierter Kalorienaufnahme bald abgebremst.

Bewegungsmangel

Auch mangelnde Bewegung ist eine der Hauptursachen für zu viel Bauchspeck.

Die moderne Lebensweise ist von allgemeinem Bewegungsmangel geprägt: Am Arbeitsplatz sitzt man, zur Arbeit fährt man mit dem Auto, zum Büro gelangt man mit dem Aufzug.

Während früher viele Strecken zu Fuß zurückgelegt werden mussten und viele handwerkliche Tätigkeiten selbst verrichtet werden mussten, ist dies in der modernen Zeit nicht mehr erforderlich. Doch diese vermeintlichen Erleichterungen haben auch ihre Kehrseite, nämlich einen immer weiter zunehmenden Bewegungsmangel.

Den beruflich bedingten Bewegungsmangel könnte man durch fleißige Bewegung am Feierabend kompensieren, was man aber meist nicht tut. Nach Dienstschluss stehen dann nicht etwa Spaziergänge in der Natur an erster Stelle, sondern man sitzt gerne vor dem Fernsehapparat oder am Computer.

Um es provokant auszudrücken: Man ist bequem und träge geworden, nur eine Minderheit der Bevölkerung kann sich überhaupt noch zu einem regelmäßigem Sportprogramm aufraffen.

Übersäuerung

Durch zu viel Stress, zu wenig Bewegung und durch übermäßigen Verzehr von säurebildenden Nahrungsmitteln kommt es zu einer schleichenden Übersäuerung des Organismus.

So entstehen bei der Verstoffwechslung von säurebildenden Nahrungsmitteln große Mengen Säuren und Stoffwechselprodukte, deren Entsorgung die Regelmechanismen des Körpers überfordert.

Eine chronische Übersäuerung des Organismus kann das Entstehen von Übergewicht fördern. So hat der Körper die Möglichkeit, überschüssige Säuren im Körperfett zu speichern. Bei einem Zuviel an Säuren legt der Körper also bevorzugt die hässlichen Fettdepots an, um dort Säuren zu lagern.

Außerdem können viele Stoffwechselfunktionen in einem sauren Milieu nicht mehr richtig ablaufen, gestörte und verlangsamte Stoffwechselfunktionen führen zwangsläufig zu Übergewicht.

Eine ausführliche Besprechung der Ursachen, der Folgen und der Therapie der Übersäuerung liefert der Ratgeber der Autorin „Gesund und ausgeglichen durch die Säure-Basen-Balance".

Medikamente als Dickmacher

Medikamente können nicht nur erwünschte Wirkungen haben, sehr häufig kommt es auch zu Nebenwirkungen, zu denen auch Gewichtszunahme und damit vermehrtes Bauchfett gehören können.

Psychopharmaka

Insbesondere Psychopharmaka wie Antidepressiva und Neuroleptika haben als Nebenwirkung eine teilweise drastische Zunahme des Gewichts zur Folge.

Zu den Antidepressiva, die starke Gewichtssteigerungen zur Folge haben können, gehören vor allem trizyklische Antidepressiva wie Amitriptylin und der selektive Serotonin-Noradrenalin-Wiederaufnahmehemmer Mirtazapin.

Neuroleptika, insbesondere die neueren Vertreter dieser Arzneistoffgruppe, haben teilweise dramatische Gewichtssteigerungen zur Folge. Hierzu gehören insbesondere die atypischen Neuroleptika wie Olanzapin, Clozapin und Risperidon.

Die Gründe für die Gewichtszunahme unter Therapie mit Psychopharmaka sind noch nicht vollständig geklärt.

Auf jeden Fall binden diese Arzneimittel aber an bestimmte Neurotransmitter, die auch an der Regulation des Appetits beteiligt sind.

Insulin und Antidiabetika

Auch Insulin und Antidiabetika können zu einem Anstieg des Körpergewichts führen. Diabetes ist häufig die Folge von Übergewicht. Andererseits begünstigen umgekehrt auch viele Antidiabetika (bspw. Insulinsensitizer oder Sulfonylharnstoffe, bei letzterer Wirkstoffgruppe sorgen insbesondere die älteren Vertreter dieser Wirkstoffgruppe für eine Gewichtszunahme) wiederum die Entstehung von Übergewicht, da diese die Insulinproduktion anregen.

Cortisol

Cortisol ist berüchtigt dafür, dass insbesondere bei längerdauernder Einnahme das Körpergewicht rasant ansteigen kann.

Cortisol - das in oraler Form etwa bei Rheuma oder Asthma eingesetzt wird - erhöht den Blutzuckerspiegel, im Körper kommt es außerdem zur Umverteilung von Fettpolstern. So siedelt sich das Fett vorwiegend am Körperstamm an, also bspw. im Nackenbereich (man spricht hier auch vom Stiernacken), im Gesicht und auch am Bauch.

Außerdem bewirkt Cortisol eine Einlagerung von Wasser im Körper, der Körper wird so regelrecht aufgeschwemmt und aufgedunsen.

Zusätzlich kann Cortisol Heißhungerattacken auslösen.

Kontrazeptiva

Bei Kontrazeptiva („Antibabypillen“) bewirkt häufig der in diesen Arzneimitteln enthaltene Östrogenanteil eine Gewichtszunahme durch Wassereinlagerungen. Weiterhin können Hormone den Appetit steigern.

Betablocker

Betablocker - die zumeist gegen Bluthochdruck oder Herzrhythmusstörungen eingesetzt werden - können den Energiestoffwechsel und die Fettverbrennung reduzieren. Vor allem zu Therapiebeginn kann es so zu einer Gewichtszunahme kommen.

Antiepileptika

Auch viele Antiepileptika wie Valproinsäure, Carbamazepin und Gabapentin können eine Gewichtssteigerung zur Folge haben.

Die Liste der Arzneimittel, die eine Gewichtszunahme zur Folge haben, ließe sich noch weiter fortsetzen, ebenso die genauen pharmakologischen Ursachen, die dafür verantwortlich sind, die aber auch erst teilweise geklärt sind.

Eine ausführlichere Darstellung der Medikamente als Dickmacher würde aber im Rahmen dieses Ratgebers zu weit führen.

Krankheiten, die einen dicken Bauch zur Folge haben

Ein dicker Bauch kann auch durch bestimmte Krankheiten verursacht sein - hier gilt es freilich, zunächst die Krankheit zu therapieren, bevor der Bauch wieder seinen normalen Umfang erreichen kann.

Ascites (Bauchwassersucht)

Ascites bezeichnet eine pathologische Vergrößerung des Bauchumfangs durch übermäßige Flüssigkeitsansammlung in der freien Bauchhöhle.

Die Bauchwassersucht ist ein Symptom vieler Erkrankungen, etwa 10 % treten als Begleiterscheinung von malignen (bösartigen) Tumorerkrankungen auf.

Zu den Erkrankungen mit Bauchwassersucht gehören im Einzelnen:

- Leberkrankheiten (Leberzirrhose, Leberkapselentzündung)
- Pfortaderstauung (portale Hypertension)
- Peritonitis (Bauchfellentzündung) sowie Peritonealkarzinom (Karzinom des Bauchfells)
- Ovarialkarzinom, weiter Karzinom der Brust, des Magens, der Bauchspeicheldrüse oder des Darms. Bei diesen Tumoren kommt es zu Absiedlungen von Metastasen in die Bauchhöhle. Wenn der Krebs auf das Bauchfell übergeht, entsteht zusätzlich Bauchwasser, was den Bauch anschwellen lässt. Die Zunahme des Bauchumfangs ist übrigens oft das erste Symptom und Anzeichen für eine Krebserkrankung, v. a. beim Ovarialkarzinom, wo andere Symptome oft erst spät auftreten.
- Herz- und Nierenversagen
- Lymphabfluss-Störungen
- Unterernährung

Störungen des Magen-Darm-Trakts (Gastrointestinale Störungen)

Auch gastrointestinale Störungen führen häufig zu einem aufgeblähten Bauch.

Bspw. kann es durch den Verzehr von blähenden Nahrungsmitteln wie Bohnen oder Kohl zu Blähungen (Meteorismus) kommen.

Auch Unverträglichkeiten auf Milchprodukte (Lactoseintoleranz) können zu abdominellen Schwellungen führen.

Ferner können ein Reizdarm (Colon irritabile) oder chronische Verstopfung (Obstipation) eine Schwellung im Bauchraum herbeiführen.

Auch das prämenstruelle Syndrom (PMS) oder unbewusstes Schlucken von Luft (Aerophagie) können den Bauch anschwellen lassen.

Morbus Cushing

Ursache des Morbus Cushing ist ein meist gutartiger Tumor der Hirnanhangdrüse, wodurch zu große Mengen des Hormons ACTH (Adrenocorticotropin) produziert werden, was wiederum die Cortisolproduktion in den Nebennieren anregt.

Die Überproduktion des Stresshormons Cortisol führt zu einer Vielzahl an Symptomen und Beschwerden. Eine der auffälligsten Veränderungen kann eine deutliche Gewichtszunahme sein. Kennzeichen sind insbesondere ein rundes Mondgesicht und Stammfettsucht (dicker Rumpf und Nacken). Weitere Folgen sind eine erhöhte Knochenbrüchigkeit (Osteoporose), eine verringerte Muskelmasse, ein erhöhter Blutdruck (arterielle Hypertonie) und Störungen des Kohlenhydrat-Stoffwechsels.

Unterfunktion der Schilddrüse

Bei der Schilddrüsenunterfunktion (Hypothyreose) produziert der Körper nicht genug Schilddrüsenhormone.

Die Entwicklung einer Schilddrüsenunterfunktion verläuft meist schleichend und unauffällig.

Neben Müdigkeit, Antriebsarmut und Verstopfung ist häufig eine deutliche Gewichtszunahme (auch im Bauchraum) festzustellen.

Insulinresistenz

Unter einer Insulinresistenz versteht man ein vermindertes Ansprechen menschlicher Körperzellen (Leber-, Muskel- und Fettzellen) auf das Hormon Insulin.

Wirkung von Insulin

Insulin ist ein Hormon, das von der Bauchspeicheldrüse gebildet wird. Seine Hauptaufgabe ist es, den Blutzuckerspiegel zu senken.

Werden einfache Kohlenhydrate mit der Nahrung aufgenommen, so werden diese zu Glucose abgebaut, anschließend gelangen sie ins Blut, wodurch der Blutzuckerspiegel ansteigt. Durch den Anstieg des Blutzuckerspiegels wird die Bauchspeicheldrüse veranlasst, Insulin auszuschütten. Infolgedessen sinkt der Blutzuckerspiegel wieder. Hat sich der Blutzuckerspiegel normalisiert, so sinkt wiederum auch der Insulinspiegel im Blut.

Insulin sorgt außerdem dafür, dass Glucose von den Körperzellen aufgenommen werden kann.

Eine sogenannte Insulinresistenz liegt vor, wenn die Körperzellen nicht mehr auf normale Mengen Insulin reagieren und der Zucker aus dem Blut nur noch zögerlich aufgenommen wird. Die Insulinresistenz muss durch übermäßige Ausschüttung von Insulin ins Blut überwunden werden. Der Insulinspiegel steigt so lange an, bis die Zellen endlich den Zucker aufnehmen können und somit der Zuckergehalt des Bluts wieder abfällt. Es müssen also beträchtliche Mengen Insulin ausgeschüttet werden, um den Blutzucker wieder in die gewünschten Grenzen zu bringen.

Dieses Zuviel an Insulin kann zu zahlreichen Beschwerden führen. Die wichtigsten sind Unruhegefühl, Zittern, Schwitzen und vor allem auch Gewichtszunahme.

Durch das Vorliegen einer Insulinresistenz kann es zu einer übermäßigen Bildung von Bauchfett kommen, wobei die Insulinresistenz wiederum auch Folge des Bauchfetts ist.

Stress - Freisetzung von Cortisol

Wie die anderen Stresshormone wird auch Cortisol in der Nebennierenrinde produziert.

Cortisol fördert die verstärkte Einlagerung von Fett, setzt die Insulinempfindlichkeit der Zellen herab und erhöht dadurch den Blutzuckerspiegel.

Außerdem steigert Cortisol den Eiweißabbau sowie die Produktion von Zucker aus Eiweiß. Ferner erhöht es den Blutdruck, verdickt das Blut und fördert dadurch die Thrombenbildung. Zusätzlich kommt es zu einer allgemeinen Abwehrschwäche.

Wie kommt es nun dazu, dass der Körper zu viel Cortisol produziert? Wenn der Körper ständig unter Stress steht, werden stets auch riesige Mengen Cortisol ausgeschüttet. Typische Folge des Cortisol-Überschusses durch anhaltenden Stress ist die vermehrte Bildung von innerem Bauchfett infolge einer sich entwickelnden Insulinresistenz.

Die Fettzellen im Bauchraum haben besonders viele Andockstellen für Cortisol, wodurch zusätzlich neues Fettgewebe gebildet werden kann.

Cortisol und verwandte Substanzen stören weiter das Gleichgewicht der appetitsteuernden Hormone. Dies ist ein weiterer Grund, warum andauernder Stress Übergewicht verursachen kann.

Ein Stressfaktor, der einen Anstieg der Glucocorticoide im Blut bewirken kann, ist etwa ungenügender oder gestörter Schlaf: Experimente bei Probanden zeigten, dass Schlafentzug zu einer erhöhten Freisetzung von Glucocorticoiden führt, was wiederum einen gesteigerten Appetit bedingt. Ausreichend Schlaf und die Vermeidung von Stress sind also ganz wichtige Aspekte, damit ein dicker Bauch erst gar keine Chance hat. So sollte man mindestens sieben Stunden schlafen, damit der Hormonhaushalt nicht durcheinandergerät. Denn ist der Hormonhaushalt erst einmal ins Ungleichgewicht geraten und kommt dann noch weiterer Stress hinzu, schüttet der Körper weiter vermehrt Cortisol aus.

Folgen sind u. a. Heißhungerattacken auf Süßes und Salziges. Als Folge wird in einer Art Teufelskreis immer neues Bauchfett gebildet.

Nichtraucher wiegen durchschnittlich mehr als Raucher

Nikotin reduziert zum einen den Appetit, zum anderen stimuliert es die Freisetzung von Botenstoffen aus den Nervenenden des sympathischen Nervensystems, welche in deren Zielgewebe die Thermogenese (Erzeugung von Wärme) anregen.

Raucher produzieren demnach mehr Wärme, und wiegen deshalb im Durchschnitt weniger als Nichtraucher – was jedoch keineswegs bedeutet, dass hier eine Lanze für ungezügeltes Rauchen gebrochen werden soll.

Auch die Darmflora entscheidet über das Gewicht

Wie viel Energie wir benötigen, hängt nicht allein von der Effizienz des Stoffwechsels ab - unzählige mit uns in Symbiose lebende Darmbewohner verwerten unsere Nahrung mit, verdauen für uns, und bestimmen so, wie viel von der aufgenommenen Nahrung wir nutzen können.

Der Stoffwechsel der Darmflora und deren Zusammensetzung sind dabei eng auf unsere Ernährungsweise abgestimmt und beeinflussen umgekehrt aber auch unseren Stoffwechsel.

So sind die kleinen Darmbewohner tatsächlich in der Lage, unser Gewicht zu beeinflussen. Mittlerweile weiß man, dass die Bakterienbesiedlung des Darms von Übergewichtigen deutlich von jener im Darm von Normalgewichtigen abweicht.

So leben im Darm von Übergewichtigen mehr Bakterien der Gruppe Firmicutes und weniger des Typus Bacteroidetes. Firmicutes haben die negative Eigenschaft, dass sie den Energiestoffwechsel verändern und Entzündungsreaktionen auslösen können. Bei Normalgewichtigen hingegen behalten nützliche Bakterien die Oberhand.

Schlaffe Bauchmuskeln

Sind die Bauchmuskeln schlaff und untrainiert und ist zusätzlich durch falsche Ernährung viel Fett am Bauch angelagert, rutschen die inneren Organe und der Bauch nach vorne.

Ein leicht vorgewölbter Bauch erweckt den Eindruck eines dicken Bauchs.

Da sich dadurch das Gewicht der Organe weiter nach vorne verlagert, nimmt die Belastung im Rücken, besonders im Bereich der Lende, stark zu. Diese erhöhte Belastung führt früher oder später zu Verspannungen und Rückenschmerzen.
Die veränderte Lage der inneren Organe kann zudem die Ursache diverser Verdauungsprobleme sein.

Fehlhaltungen des Rückens

Bei bestimmten Fehlhaltungen des Rückens wölbt sich der Bauch nach vorne, so dass der Eindruck eines dicken Bauchs entstehen kann - ohne dass hier vermehrt Bauchfett vorläge.

Hohlkreuz

Fehlhaltungen wie ein Hohlkreuz können zur Folge haben, dass der Bauch durchgedrückt wird und dadurch ein schlechtes Gesamtkörperbild und der Eindruck eines dicken Bauchs entstehen.

Eingeengter, versteifter Brustkorb

Ebenso kann ein versteifter, eingeengter Brustkorb zu Verschiebungen der Körperhaltung mit durchgedrücktem Bauch führen.

Verkürzter Rücken im Alter

Da die Bandscheiben zwischen den Wirbeln im Alter immer dünner werden, schrumpfen alte Menschen im Laufe der Jahre um mehrere Zentimeter. Ein verkürzter Rumpf hat zur Folge, dass sich der Bauch nach vorne wölbt.

Hinweis

Bezüglich der im Folgenden gemachten Ausführungen darf der Leser darauf vertrauen, dass die Autorin große Sorgfalt darauf verwendet hat, dass die Angaben in diesem Buch dem neuesten Stand der Wissenschaft entsprechen. Die Erkenntnisse in der Medizin und Pharmazie sind jedoch niemals statisch, sondern unterliegen einem fortlaufenden Entwicklungsprozess. Alle Angaben können von daher immer nur dem aktuellen Wissensstand zum Zeitpunkt des Erscheinens des Buchs entsprechen.

Deshalb kann die Autorin für die gemachten Angaben und Empfehlungen keinerlei Verantwortung und Gewähr übernehmen. Die Durchführung der in diesem Buch beschriebenen Maßnahmen erfolgt auf eigene Gefahr und auf eigene Verantwortung des Benutzers.

Die Autorin übernimmt keine Haftung für Personen-, Sach- und Vermögensschäden aufgrund der Durchführung der hier erteilten Ratschläge. Auch betreffend der in diesem Buch angegebenen und empfohlenen Dosierungen und Mengenangaben darf der Leser darauf vertrauen, dass die Autorin große Sorgfalt darauf verwendet hat, dass diese Angaben dem neuesten Stand der Wissenschaft entsprechen. Nichtsdestotrotz kann die Autorin für Angaben zu Dosierungsanweisungen keine Gewähr übernehmen. Jede Dosierung erfolgt auf eigene Gefahr des Benutzers.

Gesundheitliche Risiken durch den dicken Bauch

Übergewicht ist nicht gleich Übergewicht

Wie bereits erwähnt, war Ärzten, Apothekern und anderen Gesundheitsexperten bis vor wenigen Jahren Übergewicht im Allgemeinen ein Dorn im Auge - mit dem Bauchfett hielt man sich dagegen nicht gesondert auf.

Übergewicht war Übergewicht, eine besondere Differenzierung erachtete man von daher als nicht notwendig. Irgendwann unterschied man dann bei den übergewichtigen Körperformen in Apfel- und in Birnenform. Ist das Übergewicht eher bauchbetont, spricht man von der Apfelform, beim hüftbetonten Fett von der Birnenform.

Und so unschön auch beide Körperformen sein mögen, so wurde die Birnenform doch wenigstens als gesünder eingestuft und daher von gesundheitlichen Risiken freigesprochen.

Die Apfelform rückte dagegen immer mehr in das Zentrum wissenschaftlichen Interesses, weil man diese Körperform auf einmal mit gesundheitlichen Problemen korrelieren sah.

Warum das so ist, wusste man zu einer Zeit, in der die Adipositasforschung noch in den Kinderschuhen steckte, noch nicht - aber ein Anfang war bereits gemacht.

Inneres Bauchfett - nicht gemütlich, sondern gefährlich

Im Laufe der Zeit zeigten dann immer mehr wissenschaftliche Studien, dass inneres Bauchfett - auch viszerales Fett genannt - eher mit gesundheitlichen Risiken verbunden ist als das Unterhautfettgewebe an Hüften oder Po.

Man fand heraus, dass inneres Bauchfett die Entstehung von kardialen Erkrankungen wie Herzinfarkt und Schlaganfall fördert und so bei Millionen von Menschen zu einem verfrühten Ableben führt. So rückte der dicke Bauch immer mehr in das Blickfeld der modernen Forschung.

Mann besitzt ihn häufig - den dicken Bauch - und trägt diesen ganz selbstverständlich und sogar oft noch voller Stolz wie eine Kugel vor sich hin, seinen Wohlstandsbauch. Denn ein stattlicher Mann - so sagt das Klischee - braucht auch einen gewissen Bauchumfang, dieser gehört zu ihm wie sein Name an der Tür.

Und welche Frau wünschte sich einen Spargel-tarzan oder einen Hungerhaken als Mann? Ein Bauch drückt doch nicht zuletzt auch Durchsetzungsvermögen - so propagieren viele Männer - und Stärke aus, und schließlich wünscht sich jede Frau einen starken Mann, an den sie sich anlehnen kann. Männer mit Bauch haben also auch einen hohen Kuschel- und Gemütlichkeitsfaktor. Und jetzt soll dieser gemütliche Bauch auf einmal eine tickende Zeitbombe sein?

Doch auch Frauen sind insbesondere nach den Wechseljahren zu ihrem Leidwesen häufig von dicken Bäuchen betroffen, weil sich durch die Wechseljahre das Gleichgewicht der Hormone verschiebt. Durch den Abfall der Östrogene (der weiblichen Hormone) kommt es zu einem relativen Überwiegen der Androgene (der männlichen Hormone), was einer gewissen Androgenisierung (Vermännlichung) Vorschub verschafft. Ein dicker Bauch kann eine Folge dieser Hormonverschiebungen sein.

Aber auch immer mehr junge Frauen haben bereits einen dicken Bauch. Da diese oft auch kräftige Beine und runde Hüften haben, fällt der dicke Bauch hier zwar oft nicht sofort ins Augenmerk, nichtsdestotrotz sind die Gefahren des dicken Bauchs auch dort vorhanden.

Inneres Bauchfett - eine tickende Zeitbombe

Dicke Bäuche als tickende Zeitbomben und tödliche Bedrohung - das klingt zugegebenermaßen recht reißerisch.

Man ist nur zu gerne gewillt, eine solche Nachricht als Hetze eines Boulevard-Blatts abzutun und sich nicht weiter mit dem Thema beschäftigen zu wollen. Wie man sich aber auch dreht und wendet, man kommt nicht an der Brandgefährlichkeit des Bauchfetts vorbei.

Denn studiert man ernst zu nehmende medizinische Forschungsberichte aus jüngster Zeit, so findet man eindeutige Ergebnisse, dass Menschen mit innerem Bauchfett viel häufiger von einer ganzen Reihe schwerwiegender Krankheiten heimgesucht werden: Die Palette der Krankheiten reicht von Bluthochdruck, Arteriosklerose und erhöhten Blutfettwerten bis hin zu Schlaganfall und Herzinfarkt. Selbst bestimmte Krebserkrankungen werden durch zu viel Bauchfett begünstigt. Insgesamt korreliert ein vergrößerter Bauchumfang mit einem erhöhten Sterberisiko.

Aber, um Gottes Willen, was ist denn eigentlich das Gefährliche an diesem unheilvollen Bauchfett, werden Sie vielleicht sagen.

Ist Bauchfett nicht eher eine inerte, passive Masse, die den Schlaf der Gerechten schläft?

Wie kann eine so träge Masse so viel Schaden im Körper anrichten, diesen gar zugrunde richten?

Nun, ich will Sie nicht länger auf die Folter spannen, und Ihnen die verhängnisvolle Wirkung des viszeralen Fetts auf unseren Körper näher erläutern: Das Gefährliche am inneren Bauchfett ist, dass dieses sich nicht ruhig und still im Körper verhält - sondern ein gefährliches Eigenleben und eine ganz eigene Dynamik entwickelt, die den Körper und dessen gesamten Stoffwechsel aus den Fugen geraten lässt.

Inneres Bauchfett - auf die Menge kommt es an

Das innere Bauchfett liegt rund um und zwischen den Organen des Bauchs. Daher wird es auch Viszeral- oder Gedärmefett genannt (abgeleitet vom lateinischen Wort viscera: die Eingeweide).

Doch was für eine Aufgabe hat eigentlich das Viszeralfett in unserem Körper? Ergibt es überhaupt einen Sinn?

Beim viszeralen Fett handelt es sich um Fettzellen, die unter der Muskelschicht im Bauch um die inneren Organe lagern. Dieses in der freien Bauchhöhle eingelagerte Fett umhüllt also die inneren Organe, vor allem das Verdauungssystem, schützend. Körperfett ist also notwendig, um alle lebenswichtigen Organe zu schützen, die Gelenke zu polstern und die Körpertemperatur zu regeln.

Und selbst unser Aussehen hängt vom Körperfett ab. Haut, Haare und Nägel wären ohne Körperfett stumpf und spröde. Ferner dient Fett dem Körper als Energiespeicher und -reserve bei fehlender Nahrung, wobei das innere Bauchfett als Kurzzeitspeicher dient. Es ist dafür vorgesehen, den Körper über kürzere Phasen ohne ausreichende Nahrungsversorgung mit Energie zu versorgen. Auch in den Industrieländern kam es bis vor wenigen Jahrzehnten immer wieder zu Nahrungsmittelknappheit. In solchen Zeiten konnte es mitunter lebensrettend sein, wenn der Körper über Reserven in Form von Fett verfügte.

Anders als das Unterhautfett ist das innere Bauchfett sehr schnell verfügbar, wenn das Nahrungsmittelangebot knapp wird.

Das innere Bauchfett stellt somit eine Zwischenstufe in der Energieversorgung dar, Energie kann sofort bereitgestellt werden. Wenn keine Nahrung verfügbar ist, wird also zunächst das innere Bauchfett angegriffen. Bei Nahrungsüberschuss verhält es sich genauso: Beim Aufbau von Fett wird zunächst das Bauchfett aufgebaut, dann erst das Unterhautfett. Neben der besagten Schutzfunktion hat das innere Bauchfett also vor allem Energiespeicherfunktion.

Aufgrund der biologischen Ursprungssituation lagert der Körper bei schlechter Ernährungslage mehr Viszeralfett ein als notwendig. Denn so hat es Millionen Jahre lang gut funktioniert und die Menschen über viele Hungerzeiten gerettet.

So hat das Viszeralfett - wie wir gesehen haben - in Maßen durchaus seine Berechtigung und kann als sinnvolle Einrichtung unseres Körpers betrachtet werden.

Im Folgenden wollen wir uns aber mit dem Zuviel an Viszeralfett beschäftigen, da genau dieses Übermaß für zahlreiche Krankheitsbilder verantwortlich ist.

Viszeralfett - Gefährlich durch Eigenleben

Das Erschreckende am Viszeralfett ist, dass dieses nicht - wie man lange glaubte - eine weitgehend inaktive und träge Masse ist, die wir mit uns herumschleppen - sondern dass dieses Fett ein reges Eigenleben entwickelt.

Deshalb werden die Fettzellen inzwischen als Vitalgewebe betrachtet, die Endokrinologie des Fettgewebes hat sich mittlerweile sogar zu einem eigenen Forschungsgebiet entwickelt.

Das Viszeralfett ist also nicht inert, sondern mutiert gleichsam still und unbemerkt zu einer Art selbständigem Organ und zu einer autarken Hormondrüse - welche Hormone, Boten- und Entzündungsstoffe sowie weitere Substanzen produziert, die ins Blut abgegeben werden. So macht das Fettgewebe den eigentlichen hormonproduzierenden Drüsen wie Schild-, Bauchspeichel-, Hirnanhangdrüse oder Nebenniere, deren Aufgabe die Produktion der jeweiligen Hormone ist, falsche Konkurrenz.

Bis vor kurzem war man der Ansicht, dass Abnehmen eine reine „Kopfsache" sei. Man dachte, dass nur im Gehirn produzierte Botenstoffe den Appetit anfachen.

Dann entdeckte man jedoch noch eine andere, bisher unbekannte Quelle des Hungers: Das Körperfett selbst.

Das Körperfett also als Fabrik, die ständig Hormone produziert. Je dicker der Mensch ist und je mehr Bauchfett er angesammelt hat, desto größer sein Hunger. Fett als Appetizer sozusagen.

Das Fett sorgt derweil gebieterisch für immer neuen Nachschub – indem es den Hunger anfacht und somit ständig für Nahrungsaufnahme sorgt. Ein Perpetuum mobile des Übergewichts ist sozusagen erwacht.

Man weiß mittlerweile auch, dass Fettzellen (wissenschaftlich auch Adipozyten genannt) Botenstoffe freisetzen, die so genannten Adipozytokine. Zu diesen Sekretionsprodukten gehören komplexe Proteine, Fettsäuren, Prostaglandine und Steroidhormone. Aufgrund der Wirkung dieser Adipozytokine – die wiederum zahlreiche Stoffe freisetzen - wird das Fettgewebe auch als endokrines Organ eingestuft. Die Adipozytokine werden wiederum entweder neu synthetisiert oder aus anderen Stoffen metabolisiert - schließlich werden sie in die Zirkulation abgegeben, worauf das Schicksal seinen Lauf nimmt.

Und die Adipozytokine sind auch die Bösewichte, die mitverantwortlich für die Entstehung der adipositas-assoziierten Folgeerkrankungen sind. Denn sie beeinflussen direkt lokale und periphere metabolische, endokrinologische sowie immunologische Prozesse.

So wurden denn auch sage und schreibe über 200 derartige Substanzen in den viszeralen Fettzellen identifiziert. Viele dieser Substanzen spielen eine Rolle bei der Entstehung von Entzündungsvorgängen (z. B. Zytokine), weiter bei der Regulation des Blutdrucks (z. B. Angiotensin II), bei entzündlichen rheumatischen Vorgängen und an dem für rheumatische Erkrankungen typischen Abbau der Gelenkstrukturen.

Es wird also eine Vielzahl stoffwechselschädlicher Stoffe produziert, welche das ausgeklügelte Kommunikationssystem unseres Körpers völlig aus dem Lot bringen.

In unserem Körper erwacht also gleichsam ein gefährliches Monster, das für unsere Gesundheit alles andere als zuträglich ist.

Fettzellen blähen sich bis zu einem Vielfachen ihrer Normalgröße auf, eine riesige Menge an Botenstoffen steigt aus dem Fettgewebe empor und beginnt, andere Körpersignale zu überlagern. Die vergrößerten Riesenfettzellen wirken also wie Gift für unseren Körper, indem sie gefährliche Stoffe in großen Mengen in unseren Körper schwemmen. Der Körper ist jedoch dem Angriff dieser durch zu viel Fett produzierten Substanzen wehrlos ausgesetzt - das Fett richtet sich nun quasi gegen den eigenen Körper.

Hormonproduktion

Im Idealfall zirkulieren zahllose Hormone in unserem Körper und übertragen Signale und Botschaften für ein harmonisches Zusammenspiel und Funktionieren unserer Organe. Ein ausgeglichener Hormonhaushalt ist Grundvoraussetzung für ein einträchtiges Zusammenspiel der einzelnen Organe.

Überschüssiges Bauchfett kann jedoch das empfindliche Hormonsystem unseres Körpers erheblich stören, insbesondere starke Fettansammlungen bringen das geordnete Hormonsystem erheblich durcheinander.

Was ist die Ursache - fragen Sie vielleicht

Denn wer denkt bei Übergewicht an erster Stelle schon daran, dass die Hormone im Körper aus dem Gleichgewicht geraten könnten.

Hormone sind winzige Substanzen, die in verschiedenen Drüsen und Geweben produziert werden und bereits in niedriger Konzentration starke Reaktionen bewirken: Stress, Aggressionen, aber auch Hunger und Appetit werden durch diese kleinen Moleküle bestimmt.

Sie beeinflussen das Körpergewicht, die Verdauung, die Vitalität - alle Organe des Körpers gehorchen dem Kommando der Hormone. Als Botenstoffe steuern sie nahezu alle Stoffwechselvorgänge im Körper.

Je stärker nun der Stoffwechsel durch Übergewicht überfrachtet ist, desto mehr geraten die hormonellen Steuerungssysteme aus der Balance.

Denn Fettzellen sind nicht - wie wir gesehen haben - einfach irgendwelche Depots, die wir mit uns herumschleppen, nein, Fettzellen produzieren selbst eine ganze Reihe von Hormonen.

Hormone stehen in ständiger Verbindung mit dem Gehirn, der Hirnanhangdrüse und den Keimdrüsen - sie sind also Teil eines klug ausgetüftelten Kommunikationssystems, das den gesamten Körper überzieht.

Fett wirkt jedoch wie ein eigenständiges Organ, das von vielen anderen Organen gleichsam um Rat gefragt wird. Und so entscheidet es maßgeblich darüber, was in den unterschiedlichen Körperteilen - etwa den Eierstöcken - zu geschehen hat. Fett macht also nicht nur dick, es dirigiert den ganzen Körper und dessen Funktionen. Die vom viszeralen Fettgewebe produzierten großen Mengen an Hormonen stellen indes eine klare Überforderung für den Körper dar.

Besonders betroffen von der Fehlregulierung sind die weiblichen Hormone (Östrogene), die männlichen Hormone (Androgene), aber auch Insulin, Leptin und die Wachstumshormone.

Geschlechtshormone (Östrogene und Testosteron)

Das Bauchfett funktioniert wie eine zusätzliche Hormondrüse: Neben den Eierstöcken und der Plazenta ist das Fettgewebe die bedeutendste Östrogen-Fabrik unseres Körpers. Beispielsweise werden aus Cholesterin große Mengen an Östrogenen hergestellt.

Die Östrogenproduktion des Fettgewebes kann jedoch ihrerseits die intakte Funktion der Hirnanhangdrüse stören, was wiederum zu Fehlfunktionen der Eierstöcke führen kann. Unregelmäßige Periodenblutungen, fehlerhafte Follikelreifung in den Eierstöcken und am Ende Störungen der Fortpflanzungsfähigkeit sind die Folge.

Bleibt das Bauchfett dauerhaft bestehen, kommt es aufgrund der hormonellen Aktivität des inneren Bauchfetts zu einem Östrogen-Überschuss.

Durch einen anhaltenden Östrogen-Überschuss kann es zu gesundheitlichen Störungen und Krankheiten wie Wassereinlagerungen, Aufgeschwemmtheit, Reizbarkeit, Depressionen, Schlafstörungen, Ängsten, erhöhtem Herzinfarkt- und Schlaganfallrisiko, Bluthochdruck und wiederum zu Übergewicht und insbesondere zu Bauchfett kommen.

Aber auch Männer mit zu viel innerem Bauchfett bleiben nicht von hormonellen Abweichungen verschont. Denn der Testosteronspiegel des Manns korreliert mit dem Bauchumfang. Verschiedene Studien konnten nachweisen, dass Männer mit viel Bauchfett um bis zu 40 % erniedrigte Testosteronwerte aufweisen. Die betroffenen Männer leiden dann beispielsweise unter Erektionsstörungen, Libidoverlust oder schwindender Muskelkraft. Auch ein verminderter Bartwuchs, Konzentrationsstörungen und starke Reizbarkeit gehören zu den typischen durch Testosteronmangel hervorgerufenen Beschwerden.

Da Testosteron auch lipolytisch (fettauflösend) und muskelaufbauend wirkt, ist ein Testosteronmangel natürlich umso fataler, da ein unheilvoller Teufelskreis in Gang gesetzt wird und wiederum umso mehr Bauchfett die Folge ist.

Insulin

Dass der Stoffwechsel komplett aus dem Ruder gelaufen ist, wird vielen Übergewichtigen erst klar, wenn eines Tages das Hormon Insulin nicht mehr richtig wirkt. Insulin transportiert überschüssige Glucose aus dem Blut v. a. in Muskel-, Leber- und Fettzellen, wo es in Glykogen bzw. Fett umgewandelt wird.

Bei zu viel viszeralem Fett kommt es jedoch vor, dass die Zellen auf normale Mengen Insulin nicht mehr reagieren und der Zucker aus dem Blut nur zögerlich aufgenommen wird.

Es liegt dann eine sogenannte Insulinresistenz der Zellen vor - geradezu wie nach einer eisernen Regel werden fast alle fettleibigen Menschen irgendwann insulinresistent.

Die Insulinresistenz kann nur durch ein weiteres Ansteigen des Insulins im Blut überwunden werden. Die Insulinproduktion wird also so lange gesteigert, bis die Zellen endlich den Zucker aufnehmen können, worauf der Zuckergehalt des Blutes wieder abfällt. Es muss also übermäßig viel Insulin ausgeschüttet werden, um den Blutzucker in den gewünschten Schranken zu halten – aufgrund der Insulinresistenz ist ständig zu viel Insulin im Blut.

Die Insulinresistenz belastet auf Dauer die Bauchspeicheldrüse, die ständig Insulin nachproduzieren muss und so niemals zur Ruhe kommen kann. Weiter verlieren die Insulinrezeptoren der Zellen – an welche das Insulin andocken kann - allmählich ihre Empfindlichkeit gegenüber Insulin, was mit einem erhöhten Blutglucosespiegel einhergeht sowie mit einem langsameren Abfall des Blutglucosespiegels.

Es besteht ferner das Risiko, dass die Insulinproduktion irgendwann nicht mehr ausreicht, um die Zuckerwerte in ihre Schranken zu verweisen. In diesem Fall spricht man von einer Zuckerbelastungsstörung, die sich zu einem Diabetes mellitus Typ 2 weiter entwickeln kann. Aufgrund des erhöhten Insulinspiegels wird gleichzeitig vermehrt Fett im Körper eingelagert, die körpereigene Fettverbrennung ist blockiert. Man spricht deshalb auch von der „Insulinfalle" oder von der „Diätblockade Insulin". Denn der andauernde Überschuss an Insulin ist der wahrscheinlich schlimmste Feind übergewichtiger Menschen.

Leptin

Das Sättigungshormon Leptin, das eine wichtige Rolle bei der Regulierung des Fettstoffwechsels spielt, wird im Fettgewebe und im Hypothalamus gebildet.

Normalerweise steuert Leptin die Nahrungsaufnahme, indem es als Essbremse wirkt und das Hungergefühl einschränkt.

In den Fettzellen des dicken Bauchs wird vermehrt Leptin gebildet - weshalb Übergewichtige eigentlich kaum unter Hunger leiden sollten.

Bei einer unkontrollierten Produktion von Leptin durch die Fettzellen lässt die Wirkung dieses Hormons jedoch nach - durch das ständige Überangebot von Leptin im Blut wird der Körper unempfindlich gegen dessen appetithemmende Wirkung.

Mehr noch, die durch Übergewicht erworbene Leptin-Resistenz führt zu einem ungebremsten Hungergefühl. Folge ist eine übermäßige Nahrungsaufnahme, da das Sättigungsgefühl nicht einsetzt.

So kommt es zu einer weiteren Gewichtszunahme und die Fettansammlung - insbesondere im Bauchbereich - steigt. Ein Teufelskreis entsteht.

Leptin steuert aber nicht nur den Appetit und den Energieumsatz. Es bewirkt auch eine Stimulation des sympathischen Nervensystems, wodurch es zu einer Erhöhung des Blutdrucks und der Herzfrequenz kommt.

Leptin hemmt auch die Insulin- und die Cortisolsekretion, es stimuliert die Knochenbildung und hat essenzielle Bedeutung für die Fertilität. Es scheint ferner auch das Immungeschehen zu beeinflussen. Bei einer vorliegenden Leptin-Resistenz geraten die genannten Vorgänge aus dem Gleichgewicht.

Resistin

Ein weiteres Hormon aus der Reihe der Adipozytokine ist das Resistin.

Bei postmenopausalen Patientinnen mit rheumatoider Arthritis zeigt sich ein Zusammenhang zwischen hoher Resistinkonzentration im Blut und vermehrten Entzündungsreaktionen, verstärkter Gelenkzerstörung und verminderter Knochendichte. Resistin wird daher als bedeutender Botenstoff im entzündlichen Prozess der rheumatoiden Arthritis eingestuft.

Andere Zusammenhänge zwischen dem Hormon und der Entwicklung einer Insulinresistenz sowie von Diabetes Typ 2 sind dagegen noch nicht vollständig geklärt.

Neuropeptid Y (NPY)

Das im Gehirn produzierte Hormon Neuropeptid Y (NPY) ist für den Appetit verantwortlich.

Fatal ist, dass die Produktion dieses Hormons nicht nur im Gehirn, sondern auch im inneren Bauchfett abläuft. Dort kurbelt es weiter den Appetit an - zudem stimuliert es bestimmte Vorläuferzellen, die sich dann in weitere hungrige Fettzellen verwandeln.

Angiotensin II

Auch das Renin-Angiotensin-System (RAS) wird durch vermehrtes Bauchfett aktiviert.

Denn das Fettgewebe synthetisiert Angiotensinogen in Abhängigkeit vom BMI und wandelt es in seine aktive Form, das Angiotensin II, um.

Angiotensin II ist wiederum ein entscheidender Faktor für die Entstehung der Adipositas-vermittelten Hypertonie, der Blutdruck wird direkt über den AT1-Rezeptor durch Kontraktion der glatten Gefäßmuskulatur der Widerstandsgefäße erhöht und indirekt über vermehrte Natrium - und Flüssigkeitsretention sowie vermehrte Aldosteronausschüttung.

Angiotensin II bewirkt ebenso wie Leptin eine zentrale Sympathikusaktivierung.

Das System schaukelt sich weiter hoch, da auch Angiotensin II die Insulinresistenz fördert.

Adiponectin

Das Hormon Adiponectin wird ausschließlich in Fettzellen gebildet.

Bei Adipösen sind die Adiponectin-Plasma-Spiegel erniedrigt, was mit einer Insulinresistenz assoziiert ist und eine diabetische Stoffwechsellage verschlimmert.

Weiter hat Adiponectin antiinflammatorische und antiatherosklerotische Effekte, die aber beim Vorliegen von zu viel Bauchfett nicht zur Wirkung kommen können.

Proteinproduktion

TNF-Alpha (Tumor-Nekrose-Faktor Alpha)

TNF-Alpha gehört zu den Zytokinen, es ist als Entzündungsmarker in vielen Geweben bekannt und wird als Sekretionsprodukt von Fettzellen und Makrophagen gebildet.

Als Entzündungs-Signalstoff des Fettgewebes spielt es bei der Entwicklung der Insulinresistenz bei Übergewichtigen eine wichtige Rolle.

Im Sinne eines echten Störfeuers beeinflusst TNF-Alpha die Signalkaskade, die der Insulin-Rezeptor normalerweise anwirft. Somit verpufft das Insulin-Kommando wirkungslos – und Glucose bleibt im Blut.

Interleukin-6

Menschen mit zu viel innerem Bauchfett werden ebenfalls von einer erhöhten Produktion von Interleukin-6 nicht verschont.

Interleukin-6 gehört zu den proinflammatorisch wirkenden Interleukinen (bzw. umfassender zu den Zytokinen), welche die Entzündungsreaktionen im Organismus regulieren.

Interleukin-6 ist in der Abfolge der Entzündungskaskade dem Tumornekrosefaktor-alpha untergeordnet.

Interleukin-6 wirkt stark entzündungsfördernd, was die innerste Schicht der Blutgefäße schädigen kann.

Auch chronische Entzündungen können gefördert werden, weiterhin das Plaquewachstum in den Arterien.

Gewebefaktor

Auch zwischen einer Adipositas und Gerinnungsstörungen gibt es vielfältige, pathologische Zusammenhänge.

So ist die Genexpression von Gewebefaktor (auch Faktor III oder Gewebethromboplastin oder auf Englisch tissue factor genannt) im Fettgewebe bei Fettleibigkeit erhöht.

Gewebefaktor ist ein an der Blutgerinnung beteiligtes Protein, deshalb wird es auch zu den Gerinnungsfaktoren gezählt. Normalerweise befindet sich das Protein im Gewebe, in Blutplättchen und in Leukozyten.

Da die Konzentration von Gewebefaktor im Fettgewebe erhöht ist, ist ein klarer Zusammenhang zwischen Adipositas und kardiovaskulärem Risiko gegeben.

Metabolisches Syndrom

Das Metabolische Syndrom – manchmal schon als die Epidemie unserer Zeit bezeichnet – wird von Ärzten oftmals auch als Syndrom X bezeichnet.

Die wichtigsten Symptome des Metabolischen Syndroms sind: Übergewicht, Bluthochdruck, Diabetes und ein entgleister Stoffwechsel. Liegen diese Symptome als Einheit vor, spricht man auch vom tödlichen Quartett. Ärzte sprechen weiter vom Metabolischen Syndrom, wenn mindestens drei der Risikofaktoren bei einem Patienten vorliegen.

Spezialisten betrachten diese Merkmale heute nicht mehr als einzelne, isolierte Erkrankungen, sondern als Symptombündel eines komplexen Stoffwechselphänomens.

Insbesondere Herz-Kreislauf-Erkrankungen, Nierenversagen und Schlaganfall sind Folgen des Metabolischen Syndroms. Das Risiko, einen Herzinfarkt zu erleiden, ist beim Metabolischen Syndrom um das Zwei- bis Dreifache erhöht.

Hauptursache des Übels ist das Fett in der Bauchhöhle, das zwischen Darmschlingen und der Leber lagert.

Wie wir bereits gesehen haben, bilden die vier Symptome nicht nur eine unheilvolle Allianz, sondern verstärken sich in einer Art Teufelskreis auch noch gegenseitig.

Ist z. B. zu viel Bauchfett vorhanden, wird unter anderem die Ausschüttung des Hormons Adiponektin verringert.

Dadurch sinkt bspw. die Empfindlichkeit der Zellen für den Botenstoff Insulin. Glucose kann nicht mehr ausreichend in die Körperzellen aufgenommen werden, der Blutzuckerspiegel steigt kontinuierlich – man spricht dann von der bereits besprochenen Insulinresistenz.

Die zunehmende Unempfindlichkeit gegenüber Insulin versucht der Körper anfänglich mit einer Steigerung der Insulinproduktion zu kompensieren. Dies überfordert auf Dauer die Beta-Zellen in der Bauchspeicheldrüse, in welcher der Botenstoff hergestellt wird. Folge und Endzustand ist Diabetes mellitus Typ 2.

Je höher der Insulinspiegel wiederum ist, desto schwerer fällt es dem Organismus, Fett abzubauen, da Insulin den Fettaufbau fördert und gleichzeitig den Fettabbau bremst. Diese komplexe Stoffwechselentgleisung führt letztlich dazu, dass zu viel Zucker und freie Fettsäuren im Blut zirkulieren. Langfristige Folgen sind vermehrte Fett-, Gewebe- und Kalkablagerungen in den Gefäßen. Hierbei ist der dicke Bauch eindeutig der Motor des Metabolischen Syndroms.

Herz-Kreislauf-Erkrankungen

Herz-Kreislauf-Erkrankungen sind Krankheiten des Herzens und der Blutgefäße – dazu gehören etwa Bluthochdruck, Durchblutungsstörungen, Arteriosklerose, Angina pectoris, Embolien, Koronare Herzkrankheit und schließlich auch Schlaganfall und Herzinfarkt.

Übergewicht fördert in vielfältiger Weise die Entstehung von Herz-Kreislauf-Erkrankungen, viele weitere Faktoren spielen zudem eine Rolle, wobei sich die einzelnen Faktoren auch gegenseitig in verhängnisvoller Weise verstärken und beeinflussen.

Wie wir bereits gesehen haben, werden durch das Fettgewebe Hormone produziert, welche das schädliche Geschehen bei der Entwicklung von Herz-Kreislauf-Erkrankungen maßgeblich beeinflussen.

So werden im viszeralen Fettgewebe Östrogene produziert, welche den Blutdruck erhöhen, was wiederum ein erhöhtes Risiko für Herzinfarkt und Schlaganfall nach sich zieht.

Weiter führt die erhöhte Insulinproduktion zum Abbau eines wichtigen Botenstoffs, der den Blutdruck senkt.

Ferner wird im viszeralen Fett die Produktion von Angiotensin II angekurbelt, Angiotensin II wiederum ist hauptverantwortlich für die Entstehung von Bluthochdruck.

Außerdem wird auch Gewebefaktor im Bauchfett produziert, was wiederum zu Gerinnungsstörungen führt.

Aber das ist noch lange nicht alles: Es gibt freilich auch einen physiologischen Zusammenhang zwischen Übergewicht und Bluthochdruck. Je schwerer die Körpermasse ist, desto mehr Blut wird benötigt, um den gesamten Körper zu versorgen (erhöhtes Blutvolumen). Dies bedingt eine Mehrarbeit des Herzens (gesteigertes Herzzeitvolumen), durch welche der Blutdruck ansteigt.

Chronisch erhöhter Blutdruck schadet den Gefäßen - Schlaganfall, Herzinfarkt und Nierenversagen können die Folgen sein.

Da bei Übergewichtigen meist auch die Cholesterin- und Triglycerid-Werte im Blut erhöht sind, hat dies häufig eine Arterienverkalkung zur Folge. Eine Arterienverkalkung ist schließlich wiederum ein weiterer Faktor, der durch Gefäßverengungen und geringere Gefäßelastizität einen hohen Blutdruck begünstigt.

Weiterhin führt Arteriosklerose nicht nur zu Bluthochdruck, sondern auch zu Störungen der Blutgerinnung. Herzinfarkt und Schlaganfall können hieraus resultieren.

Je stärker das Normalgewicht überschritten wird, umso mehr muss sich das Herz anstrengen, da es einen hohen Körperumfang mit Blut versorgen muss. Aufgrund dessen ist das Gefäßsystem des Körpers vergrößert - die Wege, die das Blut zurücklegen muss, um alle Zellen des Körpers ausreichend mit Blut zu versorgen, werden dadurch länger. Um sicherzustellen, dass alle Zellen ausreichend versorgt werden, muss das Herz eine höhere Pumpleistung aufbringen. Langfristig können sich so Bluthochdruck und eine Herzinsuffizienz entwickeln.

Hinzu kommt, dass viele Übergewichtige aufgrund ihrer Körperfülle bei körperlicher Bewegung schnell ins Schwitzen kommen, so dass auf Dauer jede Form von Bewegung vermieden wird. Anhaltender Bewegungsmangel liefert wiederum Bluthochdruck sowie einer Herzschwäche weiteren Vorschub.

Dicker Bauch – Gefahr fürs Gehirn

Wer zu viel isst, schadet nicht nur seinem Körper, sondern auch seinem Gehirn. Wissenschaftler haben in einer Studie überraschende Zusammenhänge zwischen der Menge an Bauchfett und der entsprechenden Hirnleistung entdeckt: Wer sich im mittleren Lebensalter viel Bauchfett anfuttert, unterliegt als Senior einem deutlich erhöhten Risiko von geistigem Abbau. Je dicker hierbei der Bauch ist, desto größer das Risiko.

Bei Menschen, die generell übergewichtig sind, aber keinen ausgeprägt dicken Bauch haben, liegt das Demenz-Risiko 80 % höher als bei Normalgewichtigen. Bei Menschen mit einem dicken Bauch erhöht sich das Risiko auf 230 %, bei Menschen mit einem besonders großen Bauchumfang gar auf 360 %.

Warum Übergewicht derart negativ die Gehirnleistung beeinträchtigt, ist nicht wirklich geklärt.

Es gibt aber mehrere Erklärungsversuche. Wissenschaftler vermuten, dass extremes Übergewicht die Gefäße schädigt und dass Fettablagerungen den Blutfluss behindern. Dies führe zu einer Minderdurchblutung des Gehirns. Durchblutungsstörungen sind wiederum dafür verantwortlich, dass das Gehirn nicht mehr ausreichend mit Sauerstoff und Nährstoffen versorgt wird. Es kann sogar zu einer Schrumpfung des Gehirns kommen.

Ferner produziert das Fettgewebe bestimmte Hormone, welche die Alterung des Gehirns beschleunigen.

Diskutiert wird letztlich auch, dass das Fettgewebe ständige Entzündungsprozesse hervorruft, welche die Leistung des Gehirns negativ beeinflussen.

Krebs – die Gefahr lauert im Bauch

Die Beziehung zwischen dem Auftreten von Übergewicht und dem Anstieg von Krebserkrankungen ist inzwischen wissenschaftlich gut belegt. So ist Übergewicht ein sehr bedrohlicher Risikofaktor für Krebs im Allgemeinen und für bestimmte Krebsarten im Besonderen.

Insbesondere die Häufigkeit von Darmkrebs, vor allem im oberen Dickdarmbereich, korreliert stark mit dem Gewicht. Aber auch Nierenzellkarzinome und Speiseröhrenkrebs können durch zu viel Bauchfett verursacht werden.

Speiseröhrenkrebs wird vor allem durch aufsteigende Magensäure (auch Reflux genannt) bedingt, ein Problem, das bei Übergewichtigen besonders häufig vorkommt.

Bei dicken Männern steht weiter Prostatakrebs im Vordergrund, bei Übergewichtigen ist insbesondere die aggressive, schnell wachsende Form des Prostatakrebses stark erhöht.

Außerdem verändern ein Speckbauch und andere Fettdepots im Körper die Hormonspiegel und bringen diese aus dem Gleichgewicht. So haben übergewichtige Frauen zumeist einen höheren Östrogenspiegel, wodurch bereits bestehende Tumoren in der Gebärmutter oder Brust schneller wachsen können.

Entscheidend bei der Bildung von Karzinomen ist auch der Einfluss des Insulinspiegels, der bei Übergewichtigen meist viel zu hoch ist – denn auch ein erhöhter Insulinspiegel fördert die Entstehung von Krebs. Übergewichtige erkranken ferner nicht nur leichter an Krebs – sie sterben auch eher daran.

Die genauen Ursachen und Zusammenhänge zwischen Übergewicht und dem vermehrten Auftreten bestimmter Krebsarten sind jedoch noch nicht endgültig geklärt. Man weiß aber, dass es bei adipösen Menschen zu einer Vielzahl komplexer Veränderungen im Hormon- und Stoffwechselsystem kommt, die zumindest teilweise im Verdacht stehen, Krebs auszulösen.

Beispielsweise kommt es durch Übergewicht zum Anstieg von Entzündungsfaktoren. So setzen viszerale Fettzellen eine Kaskade verschiedener Stoffwechselvorgänge in Gang. Immunzellen etwa wandern in die Fettschicht und schütten dort Entzündungsfaktoren aus. Diese schädigen den Körper und können Krebserkrankungen begünstigen.

Andere Signale starten ein unkontrolliertes Zellwachstum – was der Beginn jeder Krebserkrankung ist.

Man weiß mittlerweile auch, dass es nicht der eine oder andere Schadstoff in der Milch oder im Ei ist, der die Lage an der Krebsfront deutlich verschärft, sondern dass es viel eher die chronische Überfütterung der Bevölkerung ist.

Insbesondere auch die Kombination von Rauchen, Infektionen, Übergewicht und Bewegungsmangel ist verheerend und gleichsam Motor für viele Krebserkrankungen.

Es ist sogar so, dass das Übergewicht das Rauchen als Krebsfaktor Nummer eins ablöst.

Fettleber - Nicht nur Alkohol schädigt die Leber

Die Leber ist die größte Drüse im menschlichen Organismus, sie spielt eine unentbehrliche Rolle im Stoffwechsel des Körpers.

Mit der Nahrung aufgenommene Stoffe werden in den Leberzellen entweder verwertet, gespeichert, umgewandelt oder abgebaut.

Ob Entgiftung, Speicherung von Glucose und Fett oder Synthese von Eiweiß und körpereigenem Cholesterin - die Leber ist immer beteiligt.

Bei Leberschäden denkt man gemeinhin an Alkohol - die Auswirkungen einer ungesunden Lebensweise auf dieses lebenswichtige Organ werden dagegen weithin unterschätzt.

So erkranken bis zu 90 % der Menschen mit ausgeprägtem Übergewicht an einer Fettleber. Bei der Entstehung einer nichtalkoholischen Fettlebererkrankung ist vor allem eine ungesunde Ernährungsweise mit einer übermäßigen Zufuhr von Kohlenhydraten und gesättigten Fetten ursächlich beteiligt.

Besonders Menschen mit Adipositas sind betroffen, da sie Fett nicht nur im Unterhautfettgewebe speichern, sondern auch im Bauchraum und in Organen wie der Leber.

Normalerweise beträgt der Fettgehalt der Leber 4 %, bei einer Fettleber können es 50 % sein.

Abgesehen davon produziert die Fettleber Fetuin A. Fetuin A wiederum behindert die Funktion des Insulins, wodurch Zucker nicht abgebaut werden kann und in der Blutbahn verbleibt. Diabetes Typ 2 kann die Folge sein.

Die Leber leidet stumm, so bleibt eine Fettleber oft über Jahre unbemerkt und wird oft nur zufällig im Rahmen einer Routineuntersuchung entdeckt. Bereits jeder 4. Erwachsene leidet an einer Fettleber - ein Warnzeichen, das man nicht ernst genug nehmen kann.

Dicker Bauch geht an die Nieren

Die Zusammenhänge zwischen Übergewicht und Niereninsuffizienz sind komplex und noch nicht vollständig geklärt. Man weiß jedoch, dass Übergewicht und vor allem viszerales Fett den Nieren schadet.

Zum einen stehen Bluthochdruck und Diabetes Typ 2 in engem Zusammenhang mit Übergewicht, und sowohl Bluthochdruck als auch Diabetes Typ 2 haben schädliche Auswirkungen auf die Nieren.

Zum anderen verringert sich vor allem durch überschüssiges Fett am Bauch der Blutfluss der Nieren, wodurch der Blutdruck in den Nieren dramatisch ansteigt.

Durch Übergewicht ist außerdem eine erhöhte Arbeitsleistung der Nieren erforderlich, was diese irgendwann überfordert.

Durch die chronische Dauerbelastung können die Nieren in letzter Instanz eine ihrer Hauptaufgaben, schädliche Stoffe aus dem Blut zu filtern und über den Urin aus dem Körper zu schleusen, nicht mehr erfüllen.

Weitere gesundheitliche Risiken durch den dicken Bauch

Die in den vorherigen Kapiteln dargestellten Risiken, die durch einen dicken Bauch verursacht werden, können nur als eine kleine Auswahl verstanden werden. Denn die gesundheitlichen Probleme und Folgen, die durch zu viel Bauchfett verursacht werden, scheinen kein Anfang und kein Ende zu haben.

Weitere gesundheitliche Probleme, die durch einen zu dicken Bauch entstehen können, sind Rückenschmerzen, Gelenkprobleme und schlechte Beweglichkeit.

Auch Asthma, Fettstoffwechselstörungen wie erhöhte Triglyceridwerte, weiterhin Reflux und Schlafapnoe können sich in die Liste der adipositasassoziierten Krankheiten einreihen.

Der Körper gerät durch zu viel Bauchfett in einen Zustand einer chronischen Entzündung, was der Beginn einer unheilvollen Kaskade ist, die weitere schwerwiegende Erkrankungen nach sich ziehen kann.

Nicht zu vergessen darf man auch soziale Probleme, die durch einen dicken Bauch verursacht werden, weiter Depressionen, Störungen im Geschlechtsverkehr und Impotenz.
Hinzu können Unfruchtbarkeit, Fehlgeburten und das polyzystische Ovarsyndrom kommen.

All diese Bedrohungen sind Grund genug für einen Abgesang auf den dicken Bauch. So naht denn auch dessen Ende, es ist Zeit, sich endlich vom Übergewicht und vom dicken Bauch zu trennen.
Wie dies am besten, am effektivsten und vor allem am nachhaltigsten geschieht, erfahren Sie in den nachfolgenden Kapiteln.

Kampf dem dicken Bauch

Nachdem Sie im ersten Teil dieses Buchs erfahren haben, was die Ursachen für die Entstehung eines dicken Bauchs sind und weiter, warum dieser so bedrohliche Auswirkungen auf unsere Gesundheit hat, wollen Sie nun natürlich wissen, wie Sie diesen unschönen Begleiter wieder loswerden.

Leider gibt es kein Patentrezept und keinen Königsweg, wie man dieses Ziel erreicht - aber es gibt vielfältige Möglichkeiten, den dicken Bauch loszuwerden - so wie auch viele Wege nach Rom führen. Und wenn auch nicht jede Möglichkeit für jede Person praktikabel ist, so gibt es doch für jeden einzelnen genügend umsetzbare Ansätze und Lösungen.

Also nichts wie ran an den Speck!

Das Motto lautet: Die Hälfte hat, wer angefangen hat!

Zeit lassen beim Abnehmen - nichts übers Knie brechen

Wie oft liest man in unseriösen Werbeanzeigen oder Ratgebern „10 kg in 10 Tagen“ und ähnliche Versprechen, die nicht glaubhaft sind, aber denen man gerne Glauben schenken möchte.

Von „einfach abnehmen“, „schnell abnehmen“ und gar „abnehmen im Schlaf“ ist die Rede - die Anzahl solcher Anzeigen ist gar nicht mehr zu zählen, in fast jeder Zeitschrift sind diese zu finden.

Aber so wie Ihr Bauch nicht über Nacht gewachsen ist, so schnell werden Sie ihn auch nicht wieder los. Eile mit Weile, heißt also die Devise. Rom ist auch nicht an einem Tag erbaut worden.

Radikale Diäten und den kompletten Wegfall von alten Verhaltensmustern hält niemand lange durch, deshalb gilt es, lieber eine langsame Umstellung der Ernährung vorzunehmen.

Denn je schneller man abnehmen möchte und je eiliger man es dabei hat, desto unwahrscheinlicher ist ein dauerhafter Erfolg – ja, der Rückfall in alte Muster ist geradezu vorprogrammiert und damit auch die Rückkehr der Fettposter und des Bauchs.

Warum ist das so? Will man schnell abnehmen, und isst entsprechend wenig, senkt der Körper als Gegenmaßnahme sofort den Grundumsatz, um das liebgewonnene und scheinbar nützliche Fett zu behalten.

Dies ist insofern eine sinnvolle Einrichtung unseres Körpers, da dieser von Natur aus darauf eingerichtet ist, mit Hungersnöten klarzukommen und trotzdem nicht zu verhungern. Ihr Körper wird also versuchen, die Kilos so lange wie möglich zu behalten und zu speichern, da er nicht weiß, wann er das nächste Mal wieder Kalorien zugeführt bekommt – denn Ihr Körper hat die Eigenschaft, sich vor schnellem Abnehmen zu schützen, um in Notzeiten überleben zu können. Wenn man dem Körper erheblich weniger Nahrung zufügt als er verbraucht, kommt es nach etwa drei Tagen zum sogenannten Hungerstoffwechsel. Während der Hungerzeit kommt es zu einer Anpassung (Adaption) des Körpers an den Mangel.

Der Grundumsatz wird gesenkt und das Stoffwechselgeschehen verlangsamt, außerdem werden die inneren Organe in einen Sparmodus versetzt, so dass sie nicht mehr optimal arbeiten können. Der Stoffwechsel kann sich dabei um sage und schreibe 50 % reduzieren. Und schon sitzen wir in der Falle.

Denn zum Abbau von Fettpolstern kommt es bei schnellen und unkontrollierten Blitzdiäten nur in geringem Maße, da der Körper in der Regel zunächst hauptsächlich Wasser sowie kurzfristig verfügbare Energie aus den Muskelzellen verliert. Der Verlust von Muskelmasse ist aber gerade beim Abnehmen fatal, denn mit dem Verlust an Muskelmasse sinkt auch wiederum der Grundumsatz.

Außerdem werden im Rahmen von Radikaldiäten große Mengen an Stresshormonen freigesetzt, was einer weiteren Gewichtszunahme Vorschub leistet.

Weiterer Nachteil ist, dass der erniedrigte Grundumsatz auch nach dem Ende der Diät für geraume Zeit bestehen bleibt. Werden dann nach einer Diät die alten Ernährungsgewohnheiten wieder aufgenommen, hat das im Regelfall eine stark beschleunigte Gewichtszunahme zur Folge - Aufgrund der beeinträchtigten Leistungsfähigkeit des Organismus und des anhaltend geringeren Grundumsatzes.

Außerdem drängt das Appetitzentrum auf möglichst große Essmengen, sobald die Diät – die vom Körper mit einer Hungersnot assoziiert wird - vorbei ist. Die Abnehmmission ist also vorerst gescheitert.

Abhängig vom Verlust an Muskelmasse, der Stärke der Veränderung der Ernährungsgewohnheiten und der Schnelle der Durchführung der Diät kann die Gewichtszunahme sehr schnell erfolgen.

Trauriges Resultat ist also, dass man die mühsam verlorenen Pfunde ganz schnell wieder auf den Rippen hat. Die gute alte FDH (Friss die Hälfte)-Diät hat also längst ausgedient.

Wer dauerhaft erfolgreich abnehmen will, sollte also auf jeden Fall langsam abnehmen. Gut Ding will Weile haben, lautet hier die Devise.

Gleichzeitig kann nur eine nachhaltige Änderung der Ernährungs- und Lebensgewohnheiten Erfolg bringen – was auch am besten Schritt für Schritt zu bewerkstelligen ist.

Die wichtigsten Regeln für gesundes Abnehmen

- Als empfehlenswertes Tempo zum Abnehmen gilt eine Gewichtsreduktion von maximal 1-2 Pfund/Woche
- Wenn man mehr als 2 kg pro Monat abnimmt, besteht eine erhöhte Gefahr für den Jojo-Effekt
- Reduzieren Sie die Energiezufuhr in der Abnehmphase um höchstens 500 Kilokalorien pro Tag
- Treiben Sie regelmäßig Sport
- Stellen Sie Ihre Ernährungsgewohnheiten langsam, aber nachhaltig um

Wenn man nicht genau weiß, wie viele Kalorien man pro Tag aufnimmt, kann man die schädliche Grenze zum Hungerstoffwechsel und dem damit einhergehenden Jojo-Effekt auch anhand der Abnehmgeschwindigkeit ermitteln.

Abnehmen ist eine Frage der Energiebilanz

Beim Abnehmen dreht sich alles um ein simples Prinzip: die Energiebilanz. Eine negative Energiebilanz – wenn also weniger Kalorien aufgenommen als verbraucht werden – ist die Grundvoraussetzung dafür, dass der Bauch an Umfang verliert, denn eine negative Energiebilanz führt unweigerlich zum Gewichtsverlust. Eine negative Energiebilanz ist aber nur dann gegeben, wenn man weniger isst als man verbraucht oder wenn man mehr Sport treibt. Ein Kalorienrechner kann Anhaltspunkte bezüglich des Kalorienverbrauchs liefern. Mit Hilfe des Kalorienrechners kann man den persönlichen Kalorienverbrauch (Grundumsatz) ermitteln, zumindest als Orientierung. Zusätzlich kann man den Kalorienbedarf im Beruf, Haushalt oder Sport ausrechnen lassen. So ist ersichtlich, um wie viele Kalorien der Energiebedarf bei der jeweiligen Betätigung steigt. Bzgl. des Energieverbrauchs ist es wichtig, dass man diesen durch viel Bewegung und dadurch erfolgenden Muskelaufbau so gut wie möglich ankurbelt.

Das Geheimnis, schlank zu werden und vor allem auch zu bleiben, entspricht also nichts anderem, als die mathematische Formel der Energiebilanz einzuhalten.

Addiert man den Grundumsatz und den Arbeitsumsatz, so erhält man den Gesamtumsatz.

Der Gesamtumsatz ist die gesamte Energie, die ein Mensch am Tag verbraucht. Und nur wenn dieser negativ ist, haben wir eine positive Überraschung auf der Waage.

Ernährungsumstellung statt Diät

Wie wir bereits gelesen haben, sollte man – wenn man langfristigen Erfolg beim Abnehmen haben möchte – die Finger von Diäten und falschen Versprechen lassen.

Denn Diäten taugen oft nicht viel und führen meist zu anschließender Gewichtszunahme, zu noch mehr Übergewicht und noch mehr Enttäuschung und Frust. Und diese Enttäuschungen können Sie sich getrost sparen.

Stattdessen ist eine langfristige Ernährungsumstellung angesagt. Doch genau diese Vorstellung behagt vielen Menschen nicht. Für immer auf leckere Lieblingsspeisen verzichten, sich ständig kasteien, nur noch Gedünstetes und Fades auf dem Tisch? Eis und Schokolade werden für alle Zeiten verbannt, Kuchentafeln abgesagt, stattdessen Mohrrüben geknabbert? Jede Lebensqualität geht nun endgültig zum Teufel?

Nein, darum geht es nicht. Denn bei einer Ernährungsumstellung sollte man auf nichts dauerhaft verzichten müssen, was man gerne isst. Oder mit anderen Worten: Verbote sind verboten. Denn rigide Verbote führen auf Dauer nur zu Frust und ständigen Gedanken an die Lieblingsspeisen. Und irgendwann kommt der Tag, an dem man rückfällig wird, alle guten Vorsätze links liegen lässt, und man sich buchstäblich auf die so lange entbehrten Speisen stürzt. Der berüchtigte Heißhunger lässt sich dann nicht mehr verhindern, unser Gehirn hat uns ein Schnäppchen geschlagen. Und genau das wollen wir verhindern.

Deshalb sollen unsere geliebten süße Sünden und fetten Naschereien nach wie vor zu unserem Speiseplan gehören – wahre Kalorienbomben sollten allerdings nach und nach eine Besonderheit und Ausnahme werden und nicht täglich unseren Speiseplan „bereichern".

Überhaupt ist gerade die langsame Umstellung des Speiseplans am leichtesten und am wirkungsvollsten zu bewerkstelligen, nach und nach sollten schlechte Ernährungsgewohnheiten abgelegt und stattdessen gesunde Nahrungsmittel mit in den Speiseplan aufgenommen werden.

Denn man hat erkannt, dass es eher kontraproduktiv und auf Dauer nicht durchführbar ist, die jeweiligen Ernährungsgewohnheiten um 360 Grad umzukrempeln – man muss vielmehr jeden Menschen dort abholen, wo er gerade steht und in kleinen Schritten versuchen, aus dem alten Trott einen neuen zu machen.

Und da der Mensch ein Gewohnheitstier ist und auch Essgewohnheiten und Geschmack trainiert werden können, ist alles nur eine Frage der Zeit.

Natürlich muss man bei all diesen Prinzipien und Grundsätzen auch auf individuelle Konzepte setzen. Denn nicht alle Menschen sind gleich und können deshalb auch nicht nach dem gleichen Muster „umerzogen" werden.

Damit man die neue Lebensweise dauerhaft durchhält, sollte sie zu den persönlichen Vorlieben und zu den Lebensbedingungen der jeweiligen Person passen.

Die Basics für gesundes Abnehmen - kurz und bündig

- Finger weg von Diäten
- Stellen Sie Ihre Ernährung dauerhaft um
- Ändern Sie Ihre Ernährungsgewohnheiten nach und nach und in kleinen Schritten
- Essen Sie, wenn Sie Hunger haben
- Essen Sie ausreichend
- Aber meiden Sie XXL-Portionen im Restaurant und bei Fertiggerichten
- Hören Sie auf zu essen, wenn Sie satt sind
- Verbote sind verboten
- Essen Sie, was Ihnen schmeckt
- Essen Sie abwechslungsreich
- Benutzen Sie kleine Teller für Ihre Mahlzeiten
- Alle Nahrungsmittel sind erlaubt, Kalorienbomben aber nur selten essen
- Nicht zu viel von den drei „S" essen: Saucen, Süßes, Suppen
- Nehmen Sie sich ausreichend Zeit zum Essen
- Konzentrieren Sie sich beim Essen auf dieses
- Planen Sie feste Essenszeiten ein
- Kauen Sie gut – gut gekaut ist halb verdaut
- Essen Sie reichlich Obst und Gemüse
- Essen Sie viel Getreideprodukte (am besten Vollkorn)

- Die Nahrung schonend zubereiten
- Bio-Produkte bevorzugen
- Vermeiden Sie Softdrinks mit Zucker und Süßstoffen
- Obstsäfte sollten verdünnt werden (ein Drittel Obstsaft, zwei Drittel Wasser)
- Lassen Sie das Abendessen öfters ausfallen
- Trinken Sie viel, am besten Wasser
- Trinken Sie vor jeder Mahlzeit ein Glas Wasser
- Trinken Sie morgens nach dem Aufstehen ein Glas Wasser
- Reduzieren Sie alkoholische Getränke
- Milch, Eier und Fleisch nur in Maßen essen
- Reduzieren Sie Fett und bevorzugen Sie pflanzliche Fette
- Zucker und Salz - diese oft versteckten Gifte möglichst meiden

Am besten und nachhaltigsten nimmt man mit einer gesunden und möglichst naturnahen Ernährung ab. Denn Nahrungsmittel sind in ihrem natürlichen, weitgehend unverarbeiteten Zustand das Beste, was wir unserem Körper bieten können, um diesen optimal zu versorgen und gesund zu erhalten. Eine gesunde Ernährung bedeutet auch, nicht zu fett essen, nicht zu süß und nicht zu üppig. Dagegen sollte vor allem viel frisches Obst und Gemüse täglich auf Ihrem Speiseplan stehen, hingegen möglichst wenig verarbeitete Produkte und Fertiggerichte.

Die Grundlage einer gesunden Ernährung stellt die sogenannte Nahrungsmittelpyramide dar.

Der breite untere Teil dieser Nahrungsmittelpyramide ist Wasser, getrunken über den ganzen Tag verteilt. Wasser ist zum einen ein ausgezeichneter Appetitstiller, außerdem ist ohne ausreichendes Wasser kein menschliches Leben möglich.

Alle Organe benötigen für ihre vielfältigen Aufgaben Wasser, der Stoffwechsel kann nur bei genügender Flüssigkeitszufuhr seinen zahlreichen Aufgaben nachkommen. Trinken wir zu wenig, ist die Blutzirkulation beeinträchtigt, Kreislaufprobleme bis hin zur Verwirrtheit sind die Folge.

Zweiter Teil der Nahrungsmittelpyramide stellt mit ausgedehnter Basis die Gemüse- und Obstabteilung dar. Gemüse und Obst versorgen unseren Körper mit ausreichend Vitaminen, Mineralstoffen, Spurenelementen und den so wichtigen sekundären Pflanzeninhaltsstoffen - bei gleichzeitiger Zufuhr von Ballaststoffen und niedriger kalorischer Belastung. Ein Verzehr von 5-10 Portionen Gemüse und Obst pro Tag wird als ideal angesehen.

Die Pyramide verengt sich zunehmend und verschmälert sich: Als nächste Stufe finden wir die Kohlenhydrate, die unseren Körper mit Energie versorgen und welche die am leichtesten verfügbare Energiequelle darstellen. Bevorzugt sollten Sie möglichst wenig verarbeitete Vollkorngetreide verzehren, da diese reich an Ballaststoffen sowie Mineral- und Nährstoffen sind. Außerdem sorgen Vollkornprodukte für ein lang anhaltendes Sättigungsgefühl.

Nächster Abschnitt der Pyramide sind Milch und Milchprodukte wie Joghurt und Käse. Diese liefern unserem Körper an erster Stelle wertvolles Eiweiß, zudem sind sie auch fleißige Calciumspender und sorgen daher für ein starkes Knochengerüst. 3-6 Portionen Milchprodukte sollten auf Ihrem täglichen Speiseplan stehen.

Nur wenig Raum räumt die Pyramide Fleisch, Fisch und Eiern ein. Aus der umfangreichen Palette der tierischen Lebensmittel sollten Sie dem Fisch Priorität einräumen, aufgrund der wertvollen und vom Körper nicht selbst produzierten mehrfach ungesättigten Fettsäuren.

Ebenso werden Öle und (ungesättigte) Fette von unserem Körper aufgrund ihres hohen Gehalts an ungesättigten Fettsäuren benötigt, diese sollten jedoch wegen ihrer hohen Kaloriendichte nur sehr sparsam verwendet werden. Öle und Fette sorgen zudem für die Aufnahme von fettlöslichen Vitaminen.

Die Spitze der Pyramide wird von den Süßigkeiten gebildet. Die süßen Verführer wie Schokolade und Eiscreme sollten besonderen Anlässen vorbehalten sein und keineswegs täglich verzehrt werden. Das gleiche gilt für Knabbereien wie Chips und Flips sowie wie für süße Getränke.

Tipps rund ums Abnehmen

Geschmack kann man trainieren

Was uns schmeckt, ist zum Großteil durch Erziehung und Gewohnheiten bestimmt - bereits im Mutterleib werden Geruch und Geschmack der von der Mutter konsumierten Speisen auf das Ungeborene übertragen.
Davon profitiert die Nahrungsmittelindustrie, die unseren Gaumen an alle erdenklichen Zusatzstoffe und Geschmacksverstärker gewöhnt - der Kunde wird regelrecht süchtig nach Fertigprodukten und kauft diese immer und immer wieder.
Unser Geschmackssensorium wird durch alle Arten von Aromastoffen überstimuliert und empfindet bei natürlicher Nahrung keinen ausreichenden Reiz mehr.
Positiv ist aber, dass das Geschmacksempfinden jedoch ausgetüftelt ist und sich auch wieder umtrainieren lässt.
Versuchen Sie also, Ihren Geschmack nach und nach an unverfälschte Nahrung zu gewöhnen und erlernen Sie den Genuss naturnaher Kost.

Nach und nach geht's leichter

Beginne nicht mit einem großen Vorsatz, sondern mit einer kleinen Tat, heißt ein weiser Spruch, der auch in Bezug auf unser Essverhalten Gültigkeit hat.

Unsere oft über Jahre und Jahrzehnte erworbenen Essgewohnheiten lassen sich nicht von heute auf morgen über den Haufen rennen. Zuviel Antrieb schadet der Sache eher und lässt Sie vorzeitig aufgeben. Krempeln Sie Ihre Essgewohnheiten daher langsam und schrittweise um - öfters Fisch anstelle von Fleisch, Datteln am Nachmittag anstelle von Pralinen, und Kartoffeln anstelle von Weißmehl-Nudeln. So kommen Sie langsam, aber sicher ans Ziel.

Abwechslung

Bringen Sie Abwechslung in Ihren Speiseplan und erteilen Sie jeder Eintönigkeit eine klare Absage.

So stellen Sie nicht nur sicher, dass Sie von allen Vitaminen, Mineralstoffen und Spurenelementen eine ausreichende Menge zu sich nehmen - gleichzeitig verhindern Sie durch das ständige Wiederholen der Speisen ein Zuviel an Schadstoffen, die in bestimmten Nahrungsmitteln gehäuft vorkommen.

Da jedes Lebensmittel auch sein ganz eigenes Spektrum an wertvollen Inhaltsstoffen birgt, ist eine ausgewogene Ernährung immer auch vielfältig und abwechslungsreich.

Und Kurzweil im Ernährungsplan macht Spaß und lässt uns die Nahrung nochmal viel besser schmecken.

Mahlzeiten notieren - führen Sie ein Ernährungstagebuch

Notieren Sie zumindest für einen gewissen Zeitraum alle Mahlzeiten, die Sie essen – vergessen Sie dabei auch nicht die kalorienhaltigen Getränke oder die kleinen Naschereien zwischendurch.

Mit Hilfe des Ernährungsplans erkennen Sie schnell, wie viel Sie tatsächlich essen, wie oft und bei welchen Gelegenheiten.

Außerdem kommen Sie auf diese Weise typischen Schwachstellen und verführerischen Situationen leichter auf die Spur.

Essen mit Genuss und Freude

Essen sollte stets ein Genusserlebnis sein, ein Fest für Augen und Gaumen. Lassen Sie also bei Beachtung aller Spielregeln niemals den Genuss außer Augen. Machen Sie jede Ihrer Mahlzeiten zu einem kleinen Fest.

Richten Sie ihr Essen auf schönem Geschirr an, zerschneiden Sie es mit edlem Besteck und legen Sie stets schöne Servietten parat. Warum sollten Sie zu einem schönen Essen nicht auch Kerzen anzünden und im Hintergrund leise und unaufdringliche klassische Musik spielen lassen? Zelebrieren Sie ihre Mahlzeiten, genießen Sie diese.

Studieren Sie nicht zwanghaft Kalorien- und Ernährungstabellen, sondern hören Sie auf Ihren Instinkt, der Ihnen den richtigen Weg weist.

Sich gesund ernähren, heißt keinesfalls, zu verzichten, und sich zu kasteien. Auch der übermäßige Drang nach gesunder Ernährung kann wiederum ungesund sein - also das Gesamtkonzept im Auge behalten, und sich nicht an Kleinigkeiten festhalten. Nehmen Sie also Bagatellen nicht zu ernst, sondern seien Sie sich gewahr, dass auch der Weg das Ziel ist.

Und seien Sie, während Sie essen, mit voller Konzentration bei den Mahlzeiten, legen Sie die Zeitung oder das Kreuzworträtsel beiseite und genießen Sie jeden einzelnen Bissen. Die Zeitung kann warten bis später und keine Büroarbeit ist so wichtig, als dass sie während des Essens erledigt werden müsste.

Wir essen zu viel

Einer der gröbsten Ernährungsfehler, dem wir fast ohne Ausnahme unterliegen, ist das tägliche Zuviel an Nahrung.

Nehmen Sie doch einmal Papier und Stift zur Hand und schreiben haargenau auf, was Sie den lieben langen Tag über an Nahrung zu sich nehmen. Vermutlich werden Sie im Angesicht des Ergebnisses die Hände über dem Kopf zusammenschlagen und sich die Haare raufen.

Und damit stehen Sie nicht allein auf weiter Flur, fast jeder von uns isst zu viel. Der Nachschlag nach dem Mittagessen, der kleine Nachtisch, der Kuchen zum Kaffee. Die Liste ließe sich endlos fortsetzen.

Die Nahrungsmittelindustrie hat diesen Trend gerne aufgegriffen, sind doch im Laufe der Jahrzehnte die Portionsgrößen immer größer geworden - das Eis, die Chipstüte, alle fertig verpackten Lebensmittel sind über die Jahre einer wundersamen Vergrößerung anheimgefallen.

Daher sollten Sie sich vergegenwärtigen, dass ein Übermaß an Nahrung eine der gröbsten Ernährungssünden ist - Sie dürfen ausnahmslos alles essen, jedoch sollten Sie immer das richtige Maß halten.

Dinner Cancelling

Als Dinner-Cancelling bezeichnet man eine Ernährungsweise, bei der ab einem bestimmten Zeitpunkt am frühen Abend auf Nahrung verzichtet wird.

Was für viele Hollywoodschauspielerinnen mittlerweile zur Gewohnheit geworden ist wie das tägliche Zähneputzen, sollten auch Sie gelegentlich zur Erzielung einer ausgewogenen Kalorienbilanz beherzigen. Durch Verzicht auf Nahrung am Abend soll dem Körper außerdem Gelegenheit gegeben werden, sich zu regenerieren, also liefert Dinner Cancelling auch einen wertvollen Beitrag zum Anti-Aging.

Das Ausfallenlassen der späten Mahlzeiten kann sogar zu einer guten Gewohnheit werden. Denn wird morgens Energie für den ganzen Tag benötigt und erinnert mittags lästiges Magenknurren an die Aufnahme einer geregelten Mahlzeit, so kann das Ausfallen des Abendessens uns auf einen ruhigen Abend einstimmen und unser Körper kann sich auf wichtige Stoffwechselvorgänge besinnen.

Zumal oft gerade abends Ernährungssünden begangen werden - beispielsweise wenn man es beim Krimi vor Spannung kaum noch aushält und sich durch den Griff zur Chipstüte ablenken und beruhigen muss.

Drei Mahlzeiten kontra fünf Mahlzeiten

Lange Zeit wurde von Ernährungsexperten die Aufnahme von täglich fünf Mahlzeiten postuliert.

So sollte gewährleistet werden, dass man genügend Nährstoffe aufnimmt und nicht in Heißhungerattacken verfällt, wodurch eine Diät zur Gewichtsreduktion erleichtert werden sollte.

Dieses Postulat hat sich jedoch zwischenzeitlich als zum Teil kontraproduktiv herausgestellt, da ein ständig hoher Insulinspiegel dem Fettabbau entgegensteht. Denn ein hoher Insulinspiegel führt – wie Sie bereits im ersten Teil dieses Ratgebers gelesen haben – zur Einlagerung von Fett und fördert damit die Entstehung von Übergewicht.

Mittlerweile gibt es keine allgemeingültige Empfehlung mehr bezüglich der Anzahl der täglichen Mahlzeiten, es formieren sich jedoch immer mehr Gegner der 5 Mahlzeiten-Regel. Wichtig ist jedoch auf jeden Fall, auf regelmäßige Mahlzeiten zu achten, damit der Blutzuckerspiegel nicht zu tief absackt.

Eine Rolle spielen natürlich auch die individuellen Gegebenheiten des Tagesablaufs und die persönlichen Vorlieben. So gehören Zwischenmahlzeiten in unserem Kulturkreis schon fast zu einem Ritual - der Pausensnack für den Energieschub am Vormittag und auch der Kaffee am Nachmittag wird selten ohne Beikost genossen.

Mahlzeiten zu festen Zeiten, möglichst noch im Familienverband eingenommen - wie in früheren Zeiten, als die ganze Familie um den Tisch versammelt war, sich gegenseitig über die Ereignisse des Tages informierte, während die Hausfrau die Schüsseln reichte - sollten wieder überdacht und in neue, sinnvolle Ernährungsformen mit aufgenommen werden. Denn ein einsames und heimliches Futtern aus versteckter Tüte hat selten froh und schlank gemacht.

Zucker - nicht süßer Spaß, sondern toxischer Teufel

Lebensmittel und Getränke mit hohem Zuckergehalt machen bedauerlicherweise bei vielen von uns einen großen Anteil der Ernährung aus.

Das fängt bereits morgens beim Frühstück an. Beispielsweise das Müsli - was auf den ersten Blick wie ein gesunder Start in den Tag aussieht, ist leider oft genau das Gegenteil.

Besonders tückisch sind hierbei Fertig- und Knuspermüslis, die bis zu 25 % Zucker enthalten - solche Müslis sind weit davon entfernt, gesund zu sein - und gebührte ihnen im Supermarkt eher ein Platz in der Süßwarenabteilung denn in der Cerealienecke.

Es ist aber nicht nur das Müsli, auch die beliebten Nuss-Nougat-Cremes und andere süße Brotaufstriche sind letztlich keinen Deut besser.

Und nach dem Frühstück sieht es im weiteren Verlauf des Tages oft nicht besser aus, was die Zuckerbilanz betrifft. Da werden als Zwischenmahlzeit „gesunde Energiespender" wie Müsli- und Schokoriegel verzehrt, die geballte Kraft für den Tag schenken sollen - in Wirklichkeit aber nur so vor Zucker und Kalorien strotzen.

Als Getränke werden den lieben langen Tag zuckerhaltige Limonaden sowie auch Heißgetränke wie gezuckerter Tee, heiße Schokolade, Cappuccino usw. in rauen Mengen geschlürft - und aufgelöst in Flüssigkeit werden die Zuckermassen zur versteckten Zuckerfalle.

Denn der Zucker in Getränken leuchtet ja nicht wie der Speckrand an einer Scheibe Schinken.

Nach dem Mittagessen folgt als krönender Abschluss der Mahlzeit das süße Dessert, im Laufe des Nachmittags folgen Pralinen als Nervennahrung und Gaumenkitzel und die obligatorische Kuchentafel darf zumindest am Wochenende nicht fehlen.

Abends dann noch die Schokolade zum Krimi und anschließend das Betthupferl zur Nacht.

Und ruck, zuck haben wir bei unserem täglichen Zuckerkonsum jedes tolerierbare Limit überschritten.

Der Zusammenhang zwischen einem hohen Zuckerkonsum und Übergewicht ist gemeinhin bekannt. Kohlenhydrate in Form von Zucker, die vom Körper nicht in Energie umgewandelt und verbraucht werden, werden als Energiereserven in Gestalt von Fett gespeichert, auf welches der Körper in Notzeiten zurückgreifen könnte - bei der allgemein verbreiteten Bewegungsarmut und einem reichlichen Überfluss an Nahrung tritt ein solcher Notstand aber nur mit sehr geringer Wahrscheinlichkeit ein.

Ein zu hoher Zuckergehalt in der Nahrung ist neben einer genetischen Komponente auch die Hauptursache für Diabetes.

Durch weißen Industriezucker wird Zucker in konzentrierter Form gleichsam mit einem Schlag verabreicht, so dass die Bauchspeicheldrüse wahre Höchstleistungen vollbringen muss, um den Blutzuckerspiegel wieder zu senken und auch konstant zu halten.

Durch diese anhaltende Überforderung wird die Bauchspeicheldrüse geschwächt und ist am Ende nicht mehr in der Lage, die erforderliche Menge an Insulin auszuschütten, um den Blutzuckerspiegel konstant zu halten. Dieser unschöne Zustand kennzeichnet dann das Vollbild des Diabetes.

Richtiges Kauen - von den Kühen lernen

Auch von unseren tierischen Freunden, den Kühen, kann der Mensch noch einiges abschauen und lernen: etwa gründliches Kauen.

Denn wer kaut heutzutage seine Nahrung noch gründlich und bewusst? Die wenigsten von uns nehmen sich Zeit zum genussvollen Essen.

Morgens rasch die Stulle im Auto, zum Mittagessen dann die Pizza im Stehen, nachmittags der Apfel am Computer und der Schokoriegel am Telefon. Immer muss es schnell gehen, da bleibt kaum Zeit, Bissen für Bissen zu kauen. Statt zu essen schlingen wir regelrecht.

Gründliches Kauen ist aber für die Vorbereitung und Verwertung unserer Nahrung immens wichtig - so wird durch Kauen und durch die Enzyme im Speichel bspw. das Brotstück in seine einzelnen Bausteine zerlegt - vor allem in Stärke- und Zuckermoleküle. Da durch langsames Kauen die Zerlegung der Nahrung schon vorbereitet wird, treten Verdauungsbeschwerden wie Sodbrennen oder Blähungen seltener auf.

Nicht zu Unrecht sagt der Volksmund „gut gekaut ist halb verdaut“.

Und weil richtiges Kauen auch eine Wirkung auf die Insulinausschüttung und die Insulinproduktion hat, bedeutet anhaltendes Kauen letztlich sogar eine Vorbeugung von Diabetes und Übergewicht.

Aber was heißt gründliches Kauen eigentlich genau, werden Sie vielleicht fragen. Als Faustregel gilt, dass jeder Bissen 32 Mal gekaut werden sollte. Wem das zu umständlich oder zu kompliziert ist, kann stattdessen auch so lange kauen, bis die Nahrung flüssig geworden ist.

Man ist, was man isst

Dieser Spruch des französischen Denkers Brillat-Savarin ist nicht etwa eine abgedroschene Phrase, sondern birgt viel Wahrheit in sich.

So ist das Körpergewicht, das wir mit uns schleppen, nicht nur Ausdruck eines guten oder schlechten Stoffwechsels, wie wir oft entschuldigend erklären - sondern zum Großteil Resultat unserer täglichen Ernährungsgewohnheiten.

Und das schlechte und fahle Erscheinungsbild der Haut „verdanken" wir nicht nur schlechten Genen - sondern hauptsächlich ungesunder Ernährung oder gar dem Rauchen.

Eine fortschreitende Vergesslichkeit ist nicht nur auf das Alter zurückzuführen - sondern möglicherweise auch auf einen erhöhten Konsum an Alkohol. Auch das Bierchen am Mittag und der Rotwein am Abend addieren sich.

Viel zu leicht sind wir dazu geneigt, unser Erscheinungsbild und unseren Gesundheitszustand auf schlechte Gene oder sonstige Umstände zurückzuführen. Aber Krankheiten fallen nicht vom Himmel und suchen uns nicht immer schicksalshaft heim, sondern sind häufig hausgemacht.

Übergewicht kommt auch nicht über Nacht, sondern ist meist das Ergebnis jahrelanger Fehl- und Überernährung. Dies können wir uns gar nicht oft genug vergegenwärtigen.

Und zwar am besten bei jedem Bissen, den wir zu uns nehmen. Stellen Sie sich doch bitte bildlich vor, wie Ihr Körper sich freut und regelrecht aufblüht, wenn Sie ihn mit Obst und Gemüse verwöhnen.

Und denken Sie daran, wie Ihr Körper gleichsam einer vernachlässigten Blume verwelkt und traurig das Köpfchen hängen lässt, wenn Sie ihn mit Süßigkeiten und fetten Gerichten mästen.

Solche anschaulichen Bilder sind ungeheuer hilfreich und verfehlen ihre Wirkung nicht - probieren Sie es gleich bei der nächsten Mahlzeit aus.

Unsere Essgewohnheiten widerspiegeln auch mehr als uns oft bewusst ist, unsere Werte und unsere gesamte Lebenseinstellung. So verzichtet der Vegetarier meist nicht aus gesundheitlichen, sondern aus ethischen Gründen auf Fleisch, der Naturschützer kauft seine Lebensmittel im Bioladen, und der Menschenfreund achtet auf fair-trade-Kaffee. So kommen in unseren Essgewohnheiten auch unsere Identität und unsere Werte zum Ausdruck.

Fisch - Gesundheit aus Meer und Fluss

Fisch ist eines der gesündesten tierischen Nahrungsmittel und stellt eine tolle Alternative zu Fleisch dar - weshalb er nicht nur freitags und an Feiertagen auf unsere Teller kommen sollte.

So enthält Fisch nicht nur Eiweiß, Vitamine und Mineralstoffe, sondern auch die wertvollen Omega-3-Fettsäuren, die lebensnotwendig sind, von unserem Körper selbst aber nicht hergestellt werden können.

Omega-3-Fettsäuren sind ja in aller Munde, werden Sie vielleicht sagen, aber was macht diese eigentlich so unentbehrlich? Omega-3-Fettsäuren gehören zu den ungesättigten Fettsäuren, die für den Aufbau von Körperzellen essentiell sind, zudem sind sie Ausgangsstoffe für wichtige Signalstoffe, die an der Regulierung von Blutdruck, Blutgerinnung und Blutfettspiegel beteiligt sind.

Aufgrund dieser Eigenschaften haben Omega-3-Fettsäuren verschiedene positive Wirkungen: Durch den Genuss von Fisch verbessern sich die Blutfettwerte, da die Triglycerid- und LDL-Cholesterinwerte (sogenanntes schlechtes Cholesterin) im Blut sinken, wodurch Arteriosklerose vorgebeugt wird.

Ferner wirken Omega-3-Fettsäuren blutdrucksenkend und reduzieren dadurch das Risiko von Herz-Kreislauf-Erkrankungen. Auch die Durchblutung wird durch die Aufnahme von Omega-3-Fettsäuren gesteigert, die Blutgefäße erweitern sich, wodurch die Fließeigenschaften des Blutes verbessert werden.

Sind nun alle Fischarten gleichwertig in Bezug auf den gesundheitlichen Nutzen? Nein, es sind vor allem die fetten Meeresfische, die reich an gesunden Omega-3-Fettsäuren sind - allen voran Sardine, Makrele oder Lachs.

Neben den ungesättigten Fetten enthalten diese Fischarten auch reichlich fettlösliches Vitamin D.

Natürlich trägt Fisch auch zur Jodversorgung bei, so dass die Schilddrüse ihre wichtigen Stoffwechselprozesse erfüllen kann.

Aus all diesen Gründen ist es mehr als gerechtfertigt, wenn die Deutsche Gesellschaft für Ernährung zu zweimal wöchentlichem Verzehr von Seefisch rät.

Fleisch - die rote Gefahr

Insbesondere rotes Fleisch - also Rind-, Schweine-, Lamm- und Ziegenfleisch - ist bei Ernährungswissenschaftlern und gesundheitsbewussten Menschen schon lange verpönt, da es der Gesundheit massiv schaden und sogar das Leben verkürzen kann.

Wer besonders viel rotes Fleisch sowie daraus verarbeitete Fleischprodukte wie Wurst verzehrt, erleidet bei sonst gleichen Bedingungen ein 1,3fach erhöhtes Risiko zu sterben als jemand, der besonders wenig oder gar nichts davon isst.

Ursache ist eine erhöhte Rate an Herzinfarkten und Krebserkrankungen. Grund hierfür ist wiederum die Entstehung von krebserregenden Substanzen beim Braten von rotem Fleisch sowie der hohe Gehalt an gesättigten Fettsäuren.

Interessanterweise führt bereits ein mäßiger Fleischkonsum von täglich rund 150 g zur Verkürzung des Lebens - aufsehenerregende Fleischportionen sind also gar nicht nötig, um die Gefahr einer Krebserkrankung oder eines Herzinfarkts zu erhöhen.

Weißes Fleisch wie Huhn oder Pute trägt dagegen nicht zu einem früheren Ableben bei.

Nichtsdestotrotz ist es ratsam, aus ethischen Gründen (Stichwort Massentierhaltung) sowie aus Gründen des Umweltschutzes Fleisch häufiger links liegen zu lassen. So fließen allein zwischen 15 und 25 Prozent des weltweiten Wasserverbrauchs in die Viehzucht - und knapp 20 Prozent der Treibhausgase werden vom Vieh ausgestoßen - mehr als vom Verkehr.

Trans-Fettsäuren - Killerfett in unserer Nahrung

Transfettsäuren stellen innerhalb der Gruppe der Fette eine ganz besondere Gefahr dar und zählen aus ernährungsphysiologischer Sicht zu den unerwünschten Bestandteilen unserer Nahrung. Aber was verbirgt sich eigentlich hinter dem unsympathischen Begriff Trans-Fettsäuren? Trans-Fettsäuren sind Fettsäuren mit trans-konfigurierten Kohlenstoff-Doppelbindungen. In unserer Ernährung sind sie besonders bei industriell produzierten Lebensmitteln zu finden, wo sie durch die Härtung von Pflanzenölen entstehen. Beispiele für Lebensmittel mit hohem Gehalt an trans-Fettsäuren sind Pommes frites, Kartoffelchips und verschiedene Back- und Bratfette. Spitzenreiter in der Konzentration an trans-Fettsäuren sind Blätterteig, Frittieröl und Instantsuppen.

Das Glyx-Prinzip - gute und schlechte Kohlenhydrate

Ein ernährungsphysiologisch überaus populärer Ansatzpunkt ist die Unterscheidung zwischen guten und schlechten Kohlenhydraten, das sogenannte Glyx-Prinzip.

Der Glyx bzw. glykämische Index (abgekürzt GI) ist ein Maß zur Bestimmung der Wirkung eines kohlenhydrathaltigen Lebensmittels auf den Blutzuckerspiegel.

Der Glyx bezeichnet hierbei den Blutzuckeranstieg nach dem Essen und damit indirekt auch die Insulin-Reaktion des Körpers. Genauer ist er definiert als die relative Fläche unter der 2-Stunden-Blutzuckerkurve nach dem Verzehr von 50 g Kohlenhydraten. Die blutzuckersteigernde Wirkung von Traubenzucker gilt hierbei als Referenzwert.

Lebensmittel mit einem hohen GI führen zu einer starken Erhöhung des Blutzuckerspiegels, was anschließend zu einer starken Ausschüttung von Insulin führt.

Deshalb wird von Befürwortern des Glyx-Prinzips postuliert, dass sich als Folge des Verzehrs von Lebensmitteln mit einem hohen GI etwa 2-4 Stunden nach dem Essen eine Unterversorgung mit Glucose ergebe. Dies wiederum führe zu einem ausgeprägten Hungergefühl und rege somit die Aufnahme von Lebensmitteln an, die den Blutzucker schnell erhöhen, was zu einem Teufelskreis und schließlich zu Übergewicht führe.

Deshalb sei die Umstellung auf Kohlenhydrate mit einem niedrigen glykämischen Index eine wichtige Maßnahme zur Bekämpfung von Übergewicht.

Kohlenhydrate mit einem niedrigen glykämischen Index, die sogenannten guten Kohlenhydrate, haben einen glykämischen Index von unter 50 und lassen den Blutzuckerspiegel nur langsam ansteigen. Entsprechend sorgen sie für ein lang anhaltendes Sättigungsgefühl.

Gute Kohlenhydrate sind komplexe Kohlenhydrate mit genügend Ballaststoffen. Sie sind in Lebensmitteln wie Vollkornprodukten, Gemüse und Obst enthalten, diese Nahrungsmittel dürfen somit reichlich verzehrt werden.

Zu den schlechten Kohlenhydraten gehören dagegen verarbeitete Getreideprodukte wie Weißbrot, geschälter Reis und alle Arten von Süßigkeiten - logisch, dass man diesen Produkten die kalte Schulter zeigen sollte. Denn diese Nahrungsmittel bestehen aus Einfachzuckern (den sogenannten Monosacchariden), die den Insulinspiegel rasch in die Höhe schnellen lassen. Ihr glykämischer Index liegt über 50.

Mittlerweile gibt es mehrere Diäten, die dem Glyx-Prinzip große Bedeutung beimessen, wie zum Beispiel die Montignac-Methode, die Glyx-Diät und die Logi-Methode.

Kritiker des Glyx-Prinzips sagen jedoch zu Recht, dass dieses keine neue Erkenntnis sei, sondern lediglich alter Wein in neuen Schläuchen. Denn der Verzehr von Vollkornprodukten und viel Obst und Gemüse bei gleichzeitiger Einschränkung von Weißmehlprodukten und Süßigkeiten wird ja schon lange Zeit im Rahmen einer vollwertigen Ernährung und auch zur Gewichtsreduktion empfohlen. So winkt auch die Deutsche Gesellschaft für Ernährung beim Glyx-Prinzip eher ab und stellt vielmehr die These auf, dass nur die gesamte Energiebilanz über das Gewicht entscheidet.

Zudem hängt der glykämische Index auch von der individuellen Stoffwechsellage ab, so lässt die gleiche Menge Kohlenhydrate nicht bei jeder Person den Insulinspiegel in die gleiche Höhe ansteigen. Hinzu kommt, dass man die glykämischen Indices der einzelnen Nahrungsmittel bei einer kompletten Mahlzeit nicht einfach addieren darf, ferner ändert sich der glykämische Index eines Nahrungsmittels, wenn es verarbeitet wird.

Trinken Sie sich schlank

Am besten Wasser – Denn ohne Wasser kein Leben

Viel Wasser zu trinken, ist ein altbekannter Trick, um weniger zu essen, denn Flüssigkeit füllt den Magen, entsprechend tritt ein lang anhaltendes Sättigungsgefühl auf.

Wasser ist also das optimale Getränk – der kalorienfreie und ideale Durstlöscher.

Ohne Wasser gibt es bekanntermaßen auch kein menschliches Leben. Der Mensch kann Wochen ohne Nahrung auskommen und lange Zeit hungern, auf der anderen Seite kann er aber nur wenige Tage ohne Flüssigkeit auskommen.

So ist Wasser Bestandteil aller Gewebe in unserem Körper. Es dient als Transportmittel für wasserlösliche Stoffe und als Lösungsmittel für fast alle Stoffe in der Zelle. In einem ausgetüftelten System regelt Wasser auch die Temperatur des Körpers, indem es der Körperfläche durch Verdunstung Wärme entzieht.

Der Mensch besteht schließlich zu ca. 60 % aus Wasser. Männer haben einen etwas höheren Wasseranteil als Frauen, jüngere Menschen einen höheren als ältere.

Genügend Wasser zuführen

Als Faustregel gilt, dass ein Erwachsener täglich etwa 2,5 Liter Flüssigkeit zu sich nehmen sollte - eine Menge, die tatsächlich oft drastisch unterschritten wird.

Denn Durst tritt als Warnsignal unseres Körpers erst dann auf, wenn schon ein eklatanter Flüssigkeitsmangel vorliegt.

Um wirklich auf die benötigte Flüssigkeitsmenge zu kommen, messen Sie sich die Getränke am besten schon morgens ab und trinken diese über den Tag verteilt. Nur so gehen Sie sicher, dass Sie wirklich die geforderte Flüssigkeitsmenge zu sich nehmen. Wichtig ist außerdem eine gleichmäßige Verteilung der Flüssigkeitsaufnahme über den ganzen Tag. Denn beim Versuch, die gesamte Flüssigkeit auf einmal aufzunehmen, wird zu viel Flüssigkeit mit dem Urin ausgeschieden.

Außerdem wird kurzfristig auftretender Appetit am besten gestillt, wenn Sie kontinuierlich über den Tag verteilt Wasser trinken.

Optimal ist es, bereits morgens nach dem Aufstehen ein Glas Wasser zu trinken, am besten lauwarm, so wird zusätzlich die Verdauung angeregt. Weiter empfiehlt es sich, eine halbe Stunde vor jeder Mahlzeit ein Glas Wasser zu trinken und auch im Verlauf des Tages gegen den kleinen Hunger zwischendurch. Wasser sättigt aber nicht nur auf einfache und vor allem auf kalorienfreie Art, sondern kann noch mehr. Es hält den Stoffwechsel auf Trab, die Nierentätigkeit wird angeregt, Abbauprodukte werden ausgeschieden und die Energieverbrennung wird angekurbelt, was zu einem zusätzlichen Kalorienverbrauch führt. Ob Sie nun Mineralwasser oder Leitungswasser trinken, spielt keine Rolle – auch im Trinkwasser aus der Leitung sind Mineralstoffe gelöst, ebenso ist die Qualität des Leitungswassers streng kontrolliert.

Mineralwasser

Natürliches Mineralwasser stammt aus unterirdischen, vor Verunreinigungen geschützten Wasservorkommen. Es ist gekennzeichnet durch ursprüngliche Reinheit und durch seinen Gehalt an natürlichen Mineralien und Spurenelementen. Einem natürlichen Mineralwasser kann Kohlensäure entzogen bzw. hinzugefügt werden. Entsprechend gibt es Mineralwasser mit oder ohne Kohlensäure.

Welches Mineralwasser ist besonders gesund?

Wichtig ist, dass Sie nur Mineralwasser kaufen, bei dem alle Inhaltsstoffe genau deklariert sind.

Vor allem ist auf einen Natriumgehalt von unter 200 mg/Liter zu achten - ein Zuviel an Natrium ist für Bluthochdruck mitverantwortlich. Kalium dagegen sollte in etwa in der zehnfachen Menge wie Natrium enthalten sein. Ansonsten sollte ein ausgewogenes Verhältnis der Mineralstoffe vorliegen. Die Nitratkonzentration sollte möglichst niedrig sein, mit Werten unter 10 mg/Liter.

Mineralwasser mit oder ohne Sprudel?

Da Kohlensäure im Sprudelwasser eine anorganische Säure ist, die auch im Stoffwechsel säuernd wirkt, ist stilles Wasser zu bevorzugen. Ein weiterer Vorteil von stillem Wasser ist, dass man große Mengen trinken kann, ohne lästiges Aufstoßen und Blähungen zu provozieren.

Getränke - Sorgen Sie für Abwechslung

Der ausschließliche Genuss von Mineralwasser mag Ihnen auf Dauer etwas eintönig vorkommen. Wechseln Sie daher in der Wahl Ihrer Getränke ruhig ab. Kaufen Sie zum einen unterschiedliche Mineralwässer, wodurch Sie für verschiedene Geschmackserlebnisse sorgen.

Auch Kräutertees eignen sich hervorragend zur Gewichtsreduktion, zudem zeigen sie noch eine entschlackende und entgiftende Wirkung.

Auch mit Wasser verdünnte Fruchtsäfte (idealerweise im Verhältnis 1:3 mit Wasser verdünnt) schmecken zu jeder Gelegenheit.

Grüner Tee - basischer Genuss aus Fernost

Grüner Tee erfreut sich zu Recht hierzulande zunehmender Beliebtheit. Im Unterschied zu Schwarztee werden die Blätter beim grünen Tee nicht oder kaum fermentiert, also keinem Gärungsprozess unterzogen. Dadurch bleiben Vitamine und Mineralstoffe weitgehend erhalten, weshalb der grüne Tee im Organismus eine basische Wirkung entfaltet.

Grüner Tee enthält zwar auch Coffein, dieses ist jedoch zum Teil an Gerbstoffe gebunden, wodurch das Nervensystem langsam stimuliert wird, und der Kreislauf nicht unnötig aufgeputscht wird.

Grüner Tee enthält keine Kalorien, leistet demzufolge also auch keinen negativen Beitrag zur Energiebilanz. Weiterhin regt grüner Tee die Stoffwechseltätigkeit an, es erfolgt also eine thermogene Wirkung, wodurch der Energieumsatz erhöht und in Folge mehr Fett verbrannt wird.

Überdies enthält grüner Tee große Mengen an Bitterstoffen, welche bei regelmäßiger Einnahme das Geschmacksempfinden verändern können, so dass süße Speisen zunehmend weniger gut und gleichzeitig bittere Speisen zunehmend besser schmecken. Heißhungerattacken und gerade auch der Appetit auf Süßes werden gedämpft. Obendrein fördern Bitterstoffe die Tätigkeit der Leber.

Getränke als Nahrungsmittel

Viele Getränke haben einen so hohen Energiegehalt, dass diese wie Nahrungsmittel behandelt werden sollten. Zu diesen Getränken gehören bspw. die immer populärer werdenden Smoothies, bei denen im Gegensatz zu herkömmlichen Fruchtsäften die ganze Frucht (außer Schale und Kern) verarbeitet wird.

Auch zuckerhaltige Limonaden, Milch-Shakes und Kakaogetränke haben zum Teil einen so hohen Energiegehalt, dass sie schon allein eine Mahlzeit ersetzen könnten.

Mittlerweile ist bekannt, dass eine hohe Zufuhr zuckerhaltiger Getränke ein eigenständiger Risikofaktor für eine übermäßige Gewichtszunahme darstellt - ein Risikofaktor, der allerdings vergleichsweise leicht zu ändern ist.

Wege aus dem Teufelskreis Übergewicht durch richtige Ernährung

Pflanzliche Nahrungsmittel – das A und O einer gesunden und kalorienbewussten Ernährung

Viel frisches Obst und Gemüse

Bei bestehendem Übergewicht ist die erste und einfachste Maßnahme die Zufuhr von viel frischem Obst und Gemüse, bei gleichzeitiger Reduzierung von Fett und Kohlenhydraten.

Denn frisches Obst und Gemüse spielt nicht nur aufgrund seines hohen Vitamin- und Mineralstoffgehalts und aufgrund der sekundären Pflanzeninhaltsstoffe wie Flavonoiden eine ganz wichtige Rolle im Rahmen einer gesunden Ernährung - sondern auch hinsichtlich des Abbaus von Übergewicht und der Wiederherstellung eines flachen Bauchs.

Gemüse und Obst - kalorienarmer Genuss ohne Reue

Gemüse und Obst ist auch deshalb als wichtiger Bestandteil unserer Ernährung zu empfehlen, weil es meist nur einen geringen kalorischen Gehalt besitzt.

Gleichzeitig enthält es aber die so wertvollen Ballaststoffe, die doppelt positiv in Erscheinung treten: Zum einen sorgen diese durch einen Volumenreiz für eine gesunde, natürliche Darmfunktion und Verdauung, zum anderen haben sie eine lang anhaltende Sättigung zur Folge.

Und dienen so auf ganz einfache und natürliche Weise der schlanken Linie.

Im Folgenden werden die wichtigsten gesunden Gemüse- und Obstsorten genannt - die Liste erhebt jedoch keinerlei Anspruch auf Vollständigkeit.

Gemüse - eine Auswahl gesunder Pflanzen

Aubergine, Blumenkohl, Bohne, Brokkoli, Chinakohl, Fenchel, Frühlingszwiebel, Grünkohl, Gurke, Karotte, Kartoffel, Knollensellerie, Kohlrabi, Lauch, Mangold, Okraschoten, Pastinake, Petersilienwurzel, Radieschen, Rettich, Rhabarber, Rote Beete, Rotkohl, Schalotte, Schwarzer Rettich, Schwarzwurzel, Spinat, Spitzkohl, Staudensellerie, Süßkartoffel, Tomate, Topinambur, Weißkohl, Wirsing, Zucchini, Zuckerschote

Salat – kalorienarmes Grün

Chinakohl, Chicorée, Eisbergsalat, Endivien, Kopfsalat, Lattich, Portulak, Radicchio, Romanesco, Rucola

Kräuter – geschmackvolle Gewürze

Basilikum, Bohnenkraut, Chili, Dill, Fenchel, Ingwer, Kamille, Kardamom, Kerbel, Koriander, Kresse, Kreuzkümmel, Kümmel, Kurkuma, Lavendel, Liebstöckel, Majoran, Melisse, Muskatnuss, Nelken, Oregano, Petersilie, Pfeffer, Pfefferminze, Piment, Rosmarin, Safran, Salbei, Schachtelhalm, Schnittlauch, Schwarzkümmel, Thymian, Vanille, Zimt, Zitronenmelisse

Obst - leckere Früchte

Ananas, Apfel, Aprikose, Avocado, Banane, Birne, Brombeere, Clementine, Cranberry, Dattel, Esskastanie, Erdbeere, Feige, Granatapfel, Grapefruit, Guave, Heidelbeere, Himbeere, Johannisbeere, Kirsche, Kiwi, Limette, Litschi, Mandarine, Mango, Maracuja, Mirabelle, Nektarine, Orange, Papaya, Pfirsich, Pflaume, Preiselbeere, Quitte, Sanddornbeere, Stachelbeere, Sternfrucht, Weintraube, Zitrone, Zwetschge

Die 5er Regel

Die 5 am Tag-Regel ist spielend leicht in Ihren Alltag zu integrieren. Denn die 5er Regel besagt ganz einfach, dass Sie jeden Tag mindestens fünf Portionen (eine Portion entspricht eine Handvoll) Obst und Gemüse essen sollten.

Dies kann ganz ohne Zwang geschehen, denn die fünf Portionen sind ohne großen Aufwand in die Hauptmahlzeiten einzugliedern. Und auch als kalorienarme Zwischenmahlzeit schmeckt das gesunde Bunt. Denn Obst und Gemüse - möglichst vielfältig zubereitet – ist nicht nur kalorienarm, sondern versorgt unseren Körper zusätzlich mit wichtigen Inhaltsstoffen - und spielt so eine ganz wichtige Rolle in der Prävention ernährungsbedingter Krankheiten.

Gemüse und Obst möglichst frisch kaufen und gleich zubereiten

Der Vitamin- und Mineralstoffgehalt von Obst und Gemüse ist abhängig von der Frische und Qualität der entsprechenden Produkte. Daher ist es ratsam, beim Kauf von Obst und Gemüse dessen Frische und Qualität kritisch zu prüfen.

Kaufen Sie Obst und Gemüse je nach Saison, und geben Sie heimischen Produkten den Vorzug. Denn ein unter Umständen wochenlanger Transport von Obst und Gemüse beeinträchtigt dessen Qualität stark, und ist zur Haltbarmachung oft starker chemischer Behandlung ausgesetzt.

Zudem schmeckt Obst und Gemüse saisongerecht am besten: Im Frühjahr entwässert und verjüngt der königliche Spargel, im Sommer erfrischen Erdbeeren und Kirschen.

Im Herbst munden Äpfel und Quitten, sie stärken das Immunsystem und bereiten den Körper auf den kommenden Winter vor. Und im Winter erfreuen die typischen Wintergemüse wie Grün- und Rosenkohl den Gaumen - und schenken in der kalten Jahreszeit dem Organismus neue Kräfte. Zudem bietet auch Tiefkühlgemüse eine wertvolle Alternative gerade im Winter und Abwechslung zum Frischgemüse.

Wenn Sie dann noch Obst und Gemüse aus biologischem Anbau in Ihre Einkaufstasche stecken, haben Sie alles richtig gemacht. Denn ökologisch produziertes Obst und Gemüse schont nicht nur unsere Umwelt, sondern enthält auch einen höheren Anteil an Vitaminen und Mineralstoffen, bei gleichzeitig geringerer chemischer Belastung.

Obst und Gemüse dienen nicht nur der schlanken Linie

Obst und Gemüse sorgt nicht nur für eine straffe Figur und einen schlanken Bauch, es kann noch viel mehr: Es ist reich an sogenannten sekundären Pflanzenstoffen. Diese hochwirksamen Helfer aus der Natur schützen unsere Gesundheit auf vielfältige Weise: So enthalten Möhren die bekannten Carotinoide, Trauben sind reich an Polyphenolen, im Knoblauch stecken Sulfide und in Zitrusfrüchten Terpene.

Wer regelmäßig diese bioaktiven Stoffe zu sich nimmt, senkt sein Risiko, an Krebs, Diabetes und Herz-Kreislauf-Erkrankungen zu erkranken.

Neben den sekundären Pflanzeninhaltsstoffen enthält frisches Obst und Gemüse natürlich auch noch jede Menge Vitamine und Mineralstoffe. Die ausreichende Zufuhr von Vitaminen ist deshalb so wichtig, da der Körper diese selbst nicht synthetisieren kann, sie aber lebenswichtige Funktionen übernehmen - so stärken Vitamine bekanntermaßen unser Immunsystem und sorgen für eine intakte Funktion unseres Stoffwechsels. Durch den hohen Gehalt an Basen leistet Gemüse und Obst einen wichtigen Beitrag für einen ausgeglichenen Säure-Basen-Haushalt und damit zur Gesunderhaltung unseres Körpers.

Kalorienarm essen - auch im Büro klappt's

Auch im Büro kann's kalorienarm zugehen. Es müssen nicht immer belegte Brötchen und süße Riegel vom Kiosk an der Ecke sein.

Nehmen Sie sich reichlich Obst für zwischendurch an den Arbeitsplatz mit und naschen Sie nebenbei Nüsse, Oliven und Trockenobst. Als Muntermacher sollten Sie nicht zur Kaffeekanne greifen, sondern Salat und Wasser bevorzugen - und lieber einmal mehr die steifen Glieder recken und strecken.

In der Kantine lassen Sie Salat, Gemüse und Kartoffeln zur Regel werden – Fleisch und Nudeln zeigen Sie dagegen besser die kalte Schulter.

Die Kartoffel - klarer Sieger unter den Gemüse- und Obstsorten

Als klarer Sieger unter den Gemüse- und Obstsorten geht eindeutig die Kartoffel hervor. Denn als Beilage landen neben der Kartoffel alternativ Nudeln oder Reis auf dem Teller, die jedoch mehr Kalorien und gleichzeitig weniger Nährstoffe enthalten. Zudem sorgen Kartoffeln für ein länger anhaltendes Sättigungsgefühl, außerdem entfaltet die Kartoffel eine stark basenbildende Wirkung, während Nudeln und Reis säurebildend wirken. So zeichnet sich die Kartoffel durch einen außerordentlich hohen Kaliumgehalt aus und ist deshalb ein unverzichtbarer Basenlieferant. Die Superknolle enthält neben den wertvollen Basen aber auch reichlich gesundes Vitamin C, B-Vitamine, Ballaststoffe und pflanzliches Eiweiß, das besonders gut bekömmlich ist.

Ein ganz einfacher Schritt in Richtung einer gesunden Ernährung ist es also, Reis, Nudeln oder Brot vermehrt gegen die gesunde Kartoffel auszutauschen.

Ein weiteres Plus für die Ackerfrucht ist, dass sie Alt und Jung meist ausgezeichnet schmeckt und auf ganz vielfältige Weise zubereitet werden kann.

Wichtig ist aber, dass Sie die Knolle als Pellkartoffel zubereiten. Salzkartoffeln, die geschält in Wasser gekocht werden, enthalten weniger basische Mineralien, da diese größtenteils mit dem Kochwasser weggeschüttet werden.

Der gelegentliche Ruf der Kartoffel als Dickmacher kommt daher, dass sich aus der Knolle viele beliebte, aber fettige Köstlichkeiten zubereiten lassen – Pommes frites, Chips, Bratkartoffeln – in Fett gebraten oder frittiert ist die Kartoffel freilich eine Kalorienbombe. In gekochter Form enthalten Kartoffeln jedoch nur wenig Kalorien und sind daher richtige Schlankmacher.

Kräuter - kleine, aber feine Gewürze

Kräuter spielen eine wichtige Rolle bei der Reduzierung von Übergewicht – sie regen den Stoffwechsel an und beschleunigen die Fettverbrennung. Zudem vermindern sie den Hunger, insbesondere auf Süßes, viele Kräuter haben zusätzlich eine entwässernde Wirkung.

Bedingt durch ihren hohen Mineralstoffgehalt entfalten sie eine stark basische Wirkung. Auch getrocknete Kräuter dienen als Basenlieferanten, denn sie verlieren bei richtiger Trocknung ihre Mineralstoffe nicht. Besonders zu erwähnen sind Thymian, Dill, Majoran, Kümmel, Kresse, Estragon, Petersilie und weißer Pfeffer.

Vergessen Sie also bei der Zubereitung Ihrer Speisen diese schmackhaften und kalorienarmen Helfer nicht - würzen diese doch auch geschmackvoller und intensiver als das gefährliche Salz und sind zudem sehr gesund.

Oliven - mediterraner Genuss

Ein ganz besonders imposanter und überraschender Schlankmacher ist die Olive. Denn Oliven tragen zur Entgiftung des Körpers bei, sie wirken auf natürliche Weise antioxidativ und bremsen Heißhungerattacken.

Die kleinen Früchte bilden außerdem aufgrund ihres hohen Gehalts an ungesättigten Fettsäuren einen wichtigen Bestandteil der mediterranen Ernährung - die besonders einem gesunden Herzen dient und den Chlosterolspiegel senkt. Außerdem enthalten Oliven auch viele Mineralstoffe, vor allem Kalium.

Im Handel können Sie schwarze und grüne Oliven erwerben. Bei den grünen Steinfrüchten handelt es sich um unreife Früchte, die reifen Oliven dagegen sind schwarz oder violett/braun.

Beim Kauf von schwarzen Oliven sollten Sie unbedingt darauf achten, dass Sie echte, voll ausgereifte Früchte kaufen, denn oft werden grüne, mit Eisengluconat schwarz gefärbte Oliven verkauft.

Säfte - unkomplizierter Genuss

Bei Säften empfiehlt es sich, diese mit Wasser zu verdünnen – idealerweise im Verhältnis 1:3 oder noch besser 1:5 - denn durch Verdünnen der Säfte reduzieren Sie die kalorische Belastung und genießen einen energiearmen Drink.

So können Sie ohne großen Aufwand eine tolle Wirkung für Ihre Figur und Ihre Gesundheit erzielen, indem Sie regelmäßig Obst- und Gemüsesäfte trinken. Am besten nehmen Sie Säfte in Form von frisch gepressten Säften oder Direktsäften zu sich, denn diese enthalten den größten Anteil an Vitaminen, Mineral- und Ballaststoffen. Als Konzentrate sind die Säfte häufig thermisch behandelt oder gefiltert, wodurch ein nicht unerheblicher Teil der wertvollen Inhaltsstoffe verloren geht.

Und lassen Sie sich niemals von der Mogelpackung „Nektar" täuschen, denn dieser enthält oft viel Zucker (bis zu 20 %) und wenig Frucht.

Frisches Obst - idealer Einstieg in den Tag

Einen optimalen Einstieg in den neuen Tag sichern Sie sich durch den Verzehr von reichlich frischem Obst zum Frühstück. Die gesunden Früchte schmecken morgens am besten, und stellen eine ideale Ergänzung zu Müsli oder Joghurt dar.

Ein vorzüglicher Gaumengenuss ist beispielsweise die Ananas, die neben vielen basischen Stoffen auch das Enzym Bromelain enthält. Enzyme spalten die Nahrung in die einzelnen Bestandteile auf, sie helfen bei der Fettverbrennung und unterstützen so jede Diät. Mit dem Genuss von frischem Obst am Morgen schaffen Sie schon am Start des Tages das Rüstzeug für den bevorstehenden Tag.

Ein Apfel am Tag

Nicht zu Unrecht ist der Apfel mit Abstand die beliebteste Frucht der Deutschen. Denn Äpfel sind die idealen Schlankmacher schlechthin, sie können ohne großen Aufwand als Zwischenmahlzeit oder als Ergänzung zu den Mahlzeiten verzehrt werden.

Die knackige Frucht ist so wertvoll für die schlanke Linie, da sie kaum Kalorien enthält, aufgrund ihres hohen Gehalts an Ballaststoffen jedoch für eine lang anhaltende Sättigung sorgt.

Außerdem enthalten Äpfel große Mengen der Mineralstoffe Kalium und Magnesium, die entwässernd und entsäuernd wirken, was wiederum der Figur zugutekommt.

Natürlich ist die Frucht obendrein noch ein wahrer Segen für die Gesundheit. Der Spruch „ein Apfel am Tag, und mit Ärzten keine Plag“ ist nicht aus der Luft gegriffen, sondern birgt so viel Wahrheit. Über 30 Vitamine, Mineralstoffe und Spurenelemente sind in der heimischen Frucht gespeichert, nicht zu vergessen sind auch die wertvollen Flavonoide. Und in der gesunden Frucht steckt noch mehr Gutes. So enthalten Äpfel auch Pektin - einen natürlichen Bestandteil von Zellwänden - und Pektin senkt den Cholesterolspiegel, bindet Schadstoffe und führt zu deren Ausschwemmung. Außerdem beleben die Ballaststoffe einen trägen Darm und regen die Verdauungsfunktion an.

Da bis zu 70 % der Vitamine und Mineralstoffe in der Schale sitzen, sollte man Äpfel stets ungeschält genießen. Da Äpfel leider oft sehr stark chemisch behandelt sind, ist es ganz wichtig, dass Sie diese gründlich waschen und abtrocknen. Und kaufen Sie am besten heimische Äpfel aus biologischem Anbau.

Bananen - gesunde Sattmacher

Bananen enthalten nur wenig Fett, dafür aber große Mengen an sattmachenden Ballaststoffen - so macht die basische Frucht satt, aber nicht dick und eignet sich mitunter sogar als Ersatz für eine komplette Mahlzeit.

Bananen versorgen den Körper aufgrund ihrer kurzkettigen Kohlenhydrate rasch mit Energie und helfen so wirksam gegen Heißhungerattacken. Die krumme Frucht ist zudem ein regelrechter Powerspender. Denn Bananen enthalten jede Menge Magnesium und Kalium, die Herz, Muskeln und Nerven stärken. Außerdem steckt in Bananen auch das Glückshormon Serotonin, das auch an dunklen Tagen glücklich macht.

Datteln - Leckerbissen für zwischendurch

Datteln - die Frucht aus heißen und trockenen Ländern, die z. B. in ganz Afrika verbreitet ist - sind zuckersüß und bieten für Naschkatzen eine gesunde Alternative zu Schokolade und Eis.

Obwohl Datteln einen Zuckergehalt von ca. 70 % enthalten, sind sie trotzdem keine Dickmacher und enthalten deutlich weniger Kalorien als Süßigkeiten und Nüsse. Durch ihren hohen Anteil an leicht verdaulichem Zucker und Eiweiß besitzen Datteln einen sehr hohen Nährwert und liefern zudem wichtige Mineralstoffe und Vitamine. Datteln sind also ein gesunder Snack und eine Alternative zu Schokolade und Bonbons.

Trauben - geballte Kraft

Trauben schmecken nicht nur vorzüglich, sondern sind auch Alleskönner im Einsatz für unsere Gesundheit. So eignet sich beispielsweise eine Traubendiät hervorragend zur Gewichtsreduktion - vor allem im Herbst zur Erntezeit bietet sich eine Traubenkur an, die uns fit und schlank macht für die kalte Jahreszeit.

Aber Trauben haben noch mehr zu bieten: Die Schalen der Trauben sind reich an Ballaststoffen, wodurch eine gesunde Verdauung gefördert wird.

Trauben enthalten zudem große Mengen der Mineralstoffe Magnesium und Kalium. Und besonders rote Trauben enthalten Polyphenole, das sind Farbstoffe, die Herz und Kreislauf schützen.

Trauben sollten Sie wegen der starken Belastung an Pflanzenschutzrückständen jedoch ausschließlich aus kontrolliert-biologischem Anbau erwerben.

Bewegung ist Leben

Ein ganz wichtiger Schritt zur Erzielung einer schlanken Figur und eines straffen Bauchs ist ein gesundes Maß an richtiger Bewegung. Und genau da liegt das Problem der heutigen Zeit.

Während der Mensch in früheren Zeiten in Ermangelung moderner Verkehrsmittel wie Auto, Bus und Bahn ganz selbstverständlich große Strecken zu Fuß zurücklegen musste, steht dieser sinnvollen Bewegung heute eine überwiegend sitzende Lebensweise gegenüber. Bei der Arbeit sitzen oder stehen wir vorwiegend, und nach Feierabend verbringen wir einen Großteil unserer Freizeit sitzend vor dem Fernseher und Computer, oder wir entspannen genüsslich im Kino oder Theater.

Wissenschaftliche Studien schlagen Alarm: Die Hälfte der 30-59 jährigen Frauen und Männer treibt gänzlich überhaupt keinen Sport. Der Mangel an körperlicher Bewegung ist so mittlerweile zu einem ernsten Problem geworden. Denn die Folgen von Bewegungsmangel sind neben Übergewicht auch mangelnde körperliche Fitness, Herz-Kreislauferkrankungen, Rückenleiden sowie eine geringe geistige Leistungsfähigkeit.

Bewegungsmangel macht also dick und krank. Denn wir sind viel mehr in die Gesetzmäßigkeiten der Natur eingebunden, als wir gemeinhin glauben. Unser Körper ist dafür vorgesehen, ständig in Bewegung zu sein.

Wollen wir dann endlich schlank und fit werden und kommen in die Pötte, so übertreiben wir es oft gleich maßlos: Wir überlasten uns im Fitness-Studio beim Hantel-Stemmen oder bei einseitigen Sportarten wie Tennis, und in guter Absicht erreichen wir oft nur das Gegenteil. Gesundheitliche Beschwerden wie Gelenk-Erkrankungen stellen sich ein und als Folge davon verlieren wir wieder die Freude an der Bewegung.

Was tun, lautet nun die Frage, wie kann man diesem verderblichen Teufelskreis entkommen?

Es gilt, nur ein paar ganz einfache Regeln zu beherzigen, um eine sinnvolle Bewegung zu praktizieren, die sich auf alle Bereiche unseres Lebens positiv auswirkt.

Bewegung: Jedem das seine

Sportliche Betätigung muss Spaß machen, damit man am Ball bleibt.

Deshalb ist es wichtig, dass Sie je nach Neigung eine Sportart auswählen, die Ihnen Freude bereitet. Sie sollten die sportliche Betätigung genießen, denn nur so schaffen Sie den richtigen Ausgleich zur Arbeit und werden schnell Erfolge verbuchen. Probieren Sie am Anfang verschiedene Sportarten aus, um herauszufinden, welche Ihnen am besten liegt. Denn Sport sollte keinen Stress und keinen Zwang bedeuten. Denn Stress in Verbindung mit Sport ist zusätzlich zum nicht immer vermeidbaren Stress im Beruf und Privatleben der Gesundheit alles andere als zuträglich.

Nach den Anforderungen des Alltags sollte Sport Gelegenheit zur Erholung und Wohlbefinden bieten.

In der Gemeinschaft geht's leichter

Trainieren Sie am besten mehrmals in der Woche zu regelmäßigen Zeiten. Optimal ist es, wenn Sie zusammen mit Freunden oder Kollegen trainieren. So können Sie sich stets gegenseitig motivieren und obendrein macht das gemeinschaftliche Training viel mehr Freude als Sport im Alleingang.

Keine Überlastung

Man sollte sich und seinem Körper auf keinen Fall zu viel zumuten, um nicht die Freude am Sport zu verlieren. Sport sollte Spaß machen und keine Qual sein – verlangen Sie Ihrem Körper also nicht zu viel ab.

Beim Übertraining riskiert man Verletzungen und Erschöpfungszustände - also lieber länger und locker als kurz und intensiv trainieren.

Auch hinsichtlich einer ausgewogenen Säure-Basen-Bilanz ist eine Überlastung beim Sport unbedingt zu vermeiden, da bei zu starker Beanspruchung des Organismus sehr viel Milchsäure entsteht, die im Körper wiederum vielfache Schäden verursacht. So kann man sich ohne weiteres vorstellen, dass bei zu großer Belastung eine große Energiemenge in kurzer Zeit produziert werden muss. Da die normale Sauerstoffzufuhr hierfür nicht ausreicht, muss Energie ohne den wichtigen Sauerstoff bereitgestellt werden. Diesen Prozess bezeichnet man auch als anaerob. Als Abfallprodukt des anaeroben Stoffwechsels entsteht die lästige Milchsäure. Um diese abtransportieren zu können, muss die im Muskel entstandene Milchsäure zu Kohlendioxid und Wasser verstoffwechselt werden. Eine Übersäuerung des Körpers ist vorprogrammiert.

Keine einseitigen Sportarten

Sport ist gesund. Aber nur, wenn Bewegungsapparat und Muskeln nicht zu stark und nicht zu einseitig belastet werden.

Gehören zu einer Sportart immer wiederkehrende, einseitige Bewegungen, tun Sie Ihrem Körper damit nichts Gutes. Nicht zu empfehlen sind bspw. Jogging und die meisten Ballsportarten wie Tennis, Volleyball und Fußball.

Bewegung im Alltag

„Jeder Gang macht schlank" - wie viel Wahrheit steckt in diesem Satz.

Bauen Sie Bewegung ganz selbstverständlich in Ihren Alltag ein. Viel gewonnen haben Sie schon, wenn Sie statt das Auto zu benutzen, zu Fuß zur Arbeit gehen oder mit dem Rad fahren.

Wählen Sie stets Treppen statt bequem mit dem Lift zu fahren - nicht umsonst wird Hollywoodschönheiten Treppensteigen als Geheimtipp von ihren Personaltrainern verordnet.

Ausdauersport

Wer abnehmen will und lästigem Übergewicht Einhalt gebieten möchte, kommt nicht umhin, Sport zu treiben, eine Ernährungsumstellung allein führt selten zum Ziel.

Denn eine Diät ohne zusätzlichen Sport führt – wie wir bereits gelesen haben – zur Absenkung des Grundumsatzes sowie zu vermehrtem Muskelabbau, da der Körper sich mit der Zeit an die Entbehrung anpasst.

Beim Ausdauersport dagegen kommt es neben einem Anstieg des Arbeitsumsatzes zu einem Zuwachs an Muskelmasse, wodurch wiederum der Grundumsatz steigt. Neben dem höheren Energieverbrauch wird außerdem auch der Stoffwechsel auf angenehme Weise angekurbelt.

Zu beachten ist in diesem Zusammenhang, dass die Fettspeicher nicht erst nach einem Bewegungstraining von mindestens 20 Minuten angegriffen werden, wie man lange fälschlicherweise glaubte. Fakt ist indes, dass der Körper bei richtiger Belastungsintensität von der ersten Minute an Fett verbrennt.

Man nahm lange Zeit an, dass bei aerober Betätigung zunächst die Glykogenspeicher aufgebraucht werden und erst nach dieser Phase, also nach 20 bis 30 Minuten, die Fettspeicher zur Energiegewinnung herangezogen werden. Dies ist mittlerweile widerlegt, denn bei aerober Betätigung werden von Anfang an auch Fettzellen verbrannt. Deshalb reichen gerade bei untrainierten Personen zu Beginn Trainingseinheiten von zehn Minuten völlig aus.

Beim Ausdauersport steht - wie der Name sagt - die Ausdauer im Vordergrund, wobei die Bewegung bei relativ niedriger Intensität erfolgt.

Diese Intensität sollte über einen möglichst langen Zeitraum aufrechterhalten werden, ohne dass es zu einer vorzeitigen körperlichen bzw. geistigen Ermüdung kommt, außerdem sollte sich der Körper so schnell wie möglich wieder regenerieren können.

Für die Fettverbrennung ist eine gleichbleibende Pulsrate ideal, die am besten mit leichtem Training erreicht wird. Mit der Zeit kann die Intensität des Trainings gesteigert werden.

Beim Ausdauersport wird aber nicht nur überschüssiges Fett abgebaut, bei diesem gesunden Ganzkörpertraining wird auch der Kreislauf auf positive Weise angekurbelt, das Herz arbeitet effizienter und der Ruhepuls sinkt. Weiter wird das Immunsystem gestärkt, zudem wird sogar bestimmten Krebserkrankungen vorgebeugt.

Regelmäßige körperliche Betätigung fördert ganz nachhaltig das Wohlbefinden und eine innere Ausgeglichenheit, die wiederum aufkeimende Depressionen in die Schranken verweist.

Am besten bewegen Sie sich täglich, und zwar möglichst 45 Minuten.

Ratsam ist es auf jeden Fall, mindestens eine Ausdauersportart zu betreiben. Das kann Wandern, Schwimmen, Radfahren oder Tanzsport sein. Wechseln Sie ruhig regelmäßig zwischen den einzelnen Ausdauersportarten ab, damit sich niemals Monotonie und Langeweile einstellen.

Denn Sport sollte niemals nur Mittel und Zweck zum Abnehmen sein, sondern immer auch ein Stück Lebensqualität.

Bewegung für Körper und Seele

Ein gesunder Geist steckt in einem gesunden Körper („Sana mens in sano corpore") - frei zitiert nach Juvenal. Welchen Einfluss körperliche Bewegung auf Geist und Seele ausübt, war schon im alten Rom bekannt. Heute weiß man, dass Ausdauersport die Ausschüttung von Endorphinen fördert - das sind körpereigene Botenstoffe, die Glücksgefühle vermitteln. Eine Droge also ohne Nebenwirkungen, wirken die körpereigenen „Pillen" doch auf breiter Basis und können mehr als Zufriedenheit und Glücksgefühle vermitteln: Ein gesunder, tiefer Schlaf wird gefördert, Leistungsfähigkeit und Konzentration verbessern sich. Depressive und ängstliche Verstimmungen werden gelindert.

Laufen, Laufen, Laufen

Eine der besten Bewegungstherapien ist ganz einfach und von jedermann zu praktizieren: Das Wandern an der frischen Luft. Man braucht keine teure Ausrüstung, kein Fitness-Studio, keine teuren Gerätschaften, und diese Bewegungsform ist überall möglich. Hier sind keine Höchstleistungen in Form von Jogging gemeint, sondern einfach zügiges Laufen an der frischen Luft. Alles was Sie dazu brauchen, sind ein paar gute Wanderschuhe und zweckmäßige Freizeitkleidung.

Laufen wirkt sich in vielerlei Hinsicht positiv auf unseren Körper aus – nicht nur beim Gang auf die Waage. Zum einen hat Wandern einen positiven Einfluss auf Knochen und Gelenke, zum anderen wirkt sich das Lauftraining nützlich auf Herz und Kreislauf aus. Um die beste Wirkung zu erzielen, sollten Sie ruhig ab und an leichte Steigungen erklimmen: Denn wenn das Herz hüpft, arbeitet dieses besonders gut und wird geschmeidig und gesund erhalten.

Durch Bewegung an der frischen Luft wird außerdem das Immunsystem aktiviert, durch die Einwirkung verschiedener Klimareize werden die Abwehrkräfte aktiviert. Deshalb am besten bei Wind und Wetter an die frische Luft gehen, denn wie heißt es so schön: Es gibt kein schlechtes Wetter, nur schlechte Kleidung.

Ein ganz wesentlicher Aspekt beim Wandern ist auch der Naturaspekt. Durch das Betrachten der verschiedenen Landschaften im Laufe der Jahreszeiten beruhigt sich der Geist und die Seele jubiliert beim Genießen der vielfältigen Eindrücke der Natur. Machen Sie sich bei Ihrem nächsten Spaziergang alle diese Eindrücke ganz bewusst und lassen sie diese gezielt auf sich wirken: Der Ast, der im Wind weht. Der erste Strahl der Sonne im Frühling. Erleben Sie die Natur jeden Tag von neuem.

Tanzsport

In Zeiten von chronischem Bewegungsmangel ist gerade Tanzsport als Einstieg geeignet, um Couchpotatoes an Bewegung mit Spaß heranzuführen und ihnen zu zeigen, wie viel Freude es machen kann, den Körper auf angenehme Weise einmal richtig zu fordern – und ganz nebenbei spielend leicht Gewicht zu verlieren. Tanz ist ein elementares Ausdrucksmittel des Menschen - es gibt verschiedene Tanzarten schon so lang wie die Menschheit selbst.

Tanzen ist eine der geselligsten Sportarten überhaupt, in angenehmer Gemeinschaft werden Kontakte zu anderen Tänzern geknüpft. Tanzen ist auch ein Sport, für den es nie zu spät ist und der für jedes Alter geeignet ist.

Die gesamte Muskulatur wird beim Tanzen gefordert, es ist die ideale Ausdauersportart mit positiver Wirkung auf das Herz-Kreislauf-System. Aber auch die seelische Gesundheit kommt nicht zu kurz, drückt doch keine zweite Sportart so wie Tanzsport Lebensfreude aus - beschwingende Musik, gemütliche Räumlichkeiten und elegante Kleidung wirken wie Balsam auf unsere Seele.

Ob klassische Standardtänze wie Walzer oder Fox, feuriger Flamengo oder rassige Tänze wie Salsa und Rumba - finden Sie heraus, welche Tanzart Ihnen am besten gefällt und welche am besten zu Ihnen passt und machen sie diesen Schritt zu Ihrem Lieblingstanz.

Schwimmen

Schwimmen ist eine äußerst gesunde Ausdauersportart, die nicht nur Spaß macht und fit hält, sondern auch noch unsere Gelenke schont. Schwerelos gleiten und schweben wir durchs Wasser und entspannen hierbei auf angenehmste Weise. Besonders wenn starkes Übergewicht vorliegt und andere Sportarten deshalb anfänglich nicht ausgeübt werden können, ist Schwimmen empfehlenswert - wird doch der Körper zu einem großen Teil vom Wasser getragen und lastet das Gewicht daher nicht auf den Gelenken. Auch wer an Gelenkproblemen und -schmerzen leidet und beim Joggen oder Walken bei jedem Schritt Schmerzen verspürt, wird das Eintauchen in das kühle Nass als reinste Wohltat erleben. In fast jeder Stadt kann glücklicherweise relativ kostengünstig in städtischen Hallenbädern trainiert werden. Und was gibt es im Urlaub Herrlicheres als im Meer zu schwimmen, die Freiheit des Ozeans zu spüren, über sich der weite Himmel und um sich die Sonne, die sich im Meer spiegelt.

Radsport

Auch Rad fahren ist ein gesunder Ausdauersport, der Spaß macht und von jedermann zu praktizieren ist. Im Gegensatz zum Lauftraining stellt Rad fahren auch eine eher moderate Herz-Kreislauf-Belastung dar, die es fast jedem ermöglicht, auch im untrainierten Zustand längere Fahrten zu unternehmen.

Ein weiterer Vorteil gegenüber dem Laufen ist, dass die Gelenke bewegt und trotzdem geschont werden, da diese nicht durch ihr Eigengewicht belastet werden.

Rad fahren bietet zudem einen extrem hohen Erlebniswert, da man in kurzer Zeit viele Landschaften, Städte und Sehenswürdigkeiten passiert.

Beim Radsport wird das Herz-Kreislauf-System ertüchtigt, die Muskulatur wird trainiert, man verliert Gewicht - und das alles idealerweise in Gesellschaft und in angeregter Unterhaltung mit lieben Mitmenschen.

Auf dem Rücken der Pferde liegt das Glück der Erde

Bei kaum einer anderen Sportart ist man der Natur und dem Himmel näher als beim Reiten. Beschwingt und heiter auf dem Rücken des Pferdes verbindet man beim Reiten den sportlichen Nutzen mit der Wahrnehmung der verschiedenen Landschaftseindrücke beim Trab oder Galopp.

Eine ganz wichtige Rolle spielt auch das sogenannte heilpädagogische Reiten, das als Therapie bei psychischen Erkrankungen und bei Verhaltensauffälligkeiten eingesetzt wird. Über das Medium Pferd werden gerade bei Menschen mit psychischen Krankheiten alle Sinne angesprochen, durch die Nähe und den Kontakt zum Tier können seelische Blockaden aufgelöst werden.

Langlauf - entlang der winterlichen Idylle

Was gibt es Schöneres, als frische Schneeluft einzuatmen und im Gleichschritt mit der Natur schneeverhangene Tannen und Fichten und liebliche Wälder zu passieren? Gerade im Winter bietet Langlaufsport eine ideale Gelegenheit, überflüssigen Speckpolstern an den Kragen zu gehen, die eingerosteten Gelenke wieder zu schmieren, einfach raus in die Natur zu gehen, anstelle sich träge in die warme Stube zurückzuziehen. Langlauf fordert aber nicht nur unsere Gelenke und Muskeln, durch das Einatmen der reinen, frischen Luft wird unser Immunsystem gestärkt, so dass es bestens gewappnet ist für die bevorstehende Erkältungszeit.

Skilanglauf ist auch deshalb eine so wertvolle Sportart, da es das perfekte Ausdauertraining ist, zudem gelenkschonend, bei geringem Verletzungsrisiko. Langlaufsport hat weiterhin einen positiven Einfluss auf Blutdruck, Herzfrequenz und Lungenfunktion.

Krafttraining

Am besten hilft eine Kombination von Ausdauer- und Krafttraining gegen den lästigen Bauchspeck. Unter Krafttraining versteht man ein körperliches Training, bei welchem das Hauptaugenmerk auf der Steigerung der Kraftfähigkeit und der Erhöhung der Muskelmasse liegt.

Gerade in der Anfangsphase der Gewichtsreduktion ist Krafttraining der ideale Begleiter – denn Krafttraining verbrennt bereits von Anfang an zahllose Kalorien, während Sportanfänger erst einige Zeit trainieren müssen, bevor sie mit Ausdauersport viele Kalorien verlieren.

Darüber hinaus verbraucht Krafttraining nicht nur während des Trainings störendes Fett, sondern auch noch in der Zeit danach, was man als Nachbrenneffekt bezeichnet.

Aber Krafttraining vermag natürlich noch mehr: Nicht nur überflüssigem Fett wird der Garaus gemacht, es wird bei diesem Sport auch die Grundlage für den Muskelaufbau gelegt. Und Muskeln verbrauchen deutlich mehr Energie als anderes Körpergewebe. Weil Muskeln auch im Ruhezustand Energie verbrauchen, gilt Krafttraining als DER Sport, der beim Abnehmen hilft – deshalb ist ein Training mit Gewichten und Geräten auch effektiver für die Fettverbrennung als reines Ausdauertraining.

Durch die wachsende Muskelmasse erhöht sich der tägliche Grundumsatz, so dass auch im Ruhezustand mehr Fett verbrannt wird. Je mehr Muskelmasse vorhanden ist, desto mehr Fett wird logischerweise verbrannt. Denn nur Muskeln verbrennen Fett - bei jedem Pfund zusätzlicher Muskelmasse verbrennt der Körper zusätzlich Kalorien.

Und nun noch ein Wort zum Thema Frauen und Krafttraining. Es ist ein altes Ammenmärchen, dass Krafttraining bei Frauen dicke Muskelpakete produziert - Krafttraining bewirkt im Gegenteil eine straffe, sportliche Figur. Ganze Muskelberge wie ein Mann kann eine Frau schon deswegen nicht aufbauen, weil bei ihr eine andere genetische Grundausstattung besteht, außerdem produzieren Frauen weniger Testosteron.

Spezielle Frauen-Geräte wie Adduktoren-/ Abduktoren-Maschinen sind übrigens wenig hilfreich für ein effektives Krafttraining, da diese nur einen kleinen Teil der Muskulatur beanspruchen. Die klassischen Grundübungen sind daher auch für Frauen die bessere Wahl.

Formen des Krafttrainings

Man unterscheidet verschiedene Formen des Krafttrainings. Wichtige Formen sind das Maximalkrafttraining, das muskelaufbauende Training und das Kraftausdauertraining.

Die einzelnen Formen unterscheiden sich in den verwendeten Gewichten und der Anzahl der Wiederholungen.

Beim Maximalkrafttraining werden Gewichte verwendet, die der Sportler einmal bis höchstens dreimal heben kann.

Beim muskelaufbauenden Training werden so schwere Gewichte verwendet, dass die jeweilige Übung 8 bis 12 Mal wiederholt werden kann.

Das Kraftausdauertraining verwendet relativ leichte Gewichte und viele Wiederholungen.

Geht es um Gewichtsreduktion, ist das Muskelaufbautraining zu wählen, da hierbei am schnellsten Muskelmasse aufgebaut wird.

Ferner unterscheidet man beim Krafttraining Grundübungen, bei denen prinzipiell größere Teile des Körpers trainiert werden (z. B. Kniebeugen) und Isolationsübungen, bei denen nur ein einzelner Muskel oder eine einzelne Muskelgruppe trainiert werden.

Krafttraining ist übrigens weit mehr als nur Hanteln heben oder Gewichte stemmen. Möglich sind auch Übungen mit dem Theraband oder Trainieren mit dem eigenen Gewicht.

Es ist auch nicht nötig, in teurer Ausrüstung oder mit geöltem Körper im Fitness-Studio zu schwitzen: Viele Kraftübungen können auch zuhause ausgeübt werden, alles, was man dazu braucht, ist lediglich der eigene Körper.

Zu den beliebten Übungen für zuhause gehören beispielsweise Liegestützen, Unterarmstütz, Crunches, Käfer und Waage.

Bauchmuskeltraining

Die schlechte Nachricht vorweg: Der dicke Bauch verschwindet leider nicht allein durch Bauchmuskeltraining, da ein gezielter Fettabbau an bestimmten Körperpartien nicht möglich ist. Beim gezielten Training von Problemzonen wie Beine, Po oder eben Bauch lassen sich die Körperformen allenfalls straffen. Nichtsdestotrotz ist ein spezielles Training der Bauchmuskeln sehr wichtig, um einen festen und definierten Bauch zu bekommen. Denn ein reiner Gewichtsverlust verschafft Ihnen keinen muskulösen Bauch. Und auch wenn Bauchmuskeltraining nicht direkt dabei hilft, überschüssiges Bauchfett abzubauen – so zaubert es doch eine ansprechende Silhouette, zudem stärken kräftige Bauchmuskeln auch den Rücken und sorgen für eine gute Haltung.

Denn wer über Bauchmuskeln verfügt, der tut vor allem auch etwas für seine Kehrseite und beugt so Haltungsschäden, Bandscheibenvorfall und Rückenschmerzen vor.

Denn für eine gute Körperhaltung ist eine gut ausgebildete Bauchmuskulatur ebenso wichtig wie ein kräftiger Rücken. Beide Muskelgruppen sollten daher gleichermaßen trainiert werden.

Ist dies nicht der Fall, entsteht eine Dysbalance, eine falsche Körperhaltung ist die Folge.

Crunches oder Sit-Ups? – So trainiert man den Bauch richtig

Außer Sit-Ups gelten Crunches als die Klassiker unter den Bauchübungen.

Bei den früher so beliebten Sit-Ups wird der komplette Rumpf angehoben – bei gleichzeitig fixierten Füßen. Führt man die Sit-Ups jedoch falsch aus, kann der Rücken stark strapaziert und in Mitleidenschaft gezogen werden.

Crunches sind die schonendere und leichter auszuführende Variante, sie belasten die Wirbelsäule weniger und sind gerade auch für Anfänger geeignet. Nichtsdestotrotz gilt aber auch hier, dass die Übungen stets gewissenhaft ausgeführt werden sollten. Um Schäden an der Wirbelsäule zu vermeiden, ist es wichtig, die Crunches richtig auszuführen.

Zur Ausführung der Crunches liegt man in der Grundposition, auf dem Rücken mit angewinkelten Beinen. Die Hände werden an den Kopf geführt, der Blick ist nach oben gerichtet. Nun wird mit Hilfe der Bauchmuskulatur die obere Rückenpartie vom Boden abgehoben und danach wieder gesenkt. Die Spannung sollte dabei stets gehalten werden, der Rücken sollte nicht wieder ganz in die Liegeposition zurück.

Die untere Rückenpartie bleibt konstant in Bodenkontakt, ein Hohlkreuz sollte vermieden werden.

Die Crunches erlauben viele Variationen, eine schwierigere Variante ist z. B. der Käfer, zudem können Crunches auch mit Hanteln und Gewichten ausgeführt werden. Die schräge Bauchmuskulatur sollte mit diagonalen Crunches trainiert werden.

Rückentraining

Gerade für Menschen mit einem dicken Bauch ist eine gut ausgebildete Rückenmuskulatur unerlässlich. Warum ist das so? Neben Bewegungsmangel stellt ein dicker Bauch eine der größten Sünden für den Rücken dar.

Denn ein dicker Bauch stellt eine enorme Belastung für den Rücken dar, aufgrund des vorstehenden Bauchs muss der Rücken ständig Ausgleichsarbeit leisten. Dies ist eine Höchstleistung, die den Rücken stark beansprucht, nicht selten kommt es bei Vorliegen eines dicken Bauchs deshalb zu Fehlhaltungen wie einem Hohlkreuz. Auch Rückenschmerzen und Bandscheibenschäden können sich hinzu gesellen.

Rückenmuskeln und Bänder können dagegen kaum noch stabilisierend gegenhalten, bei einer noch zusätzlich schlaffen Bauchmuskulatur kippt das Becken regelrecht nach vorne.

Für eine stabile, gesunde Körperhaltung ist aber gerade das Zusammenspiel von Bauch- und Rückenmuskulatur sehr wichtig.

Da die Rückenmuskulatur aus vielen verschiedenen Muskelgruppen besteht, sind unterschiedliche Übungen erforderlich, um alle Rückenmuskeln zu erreichen. Rückenschule und regelmäßige Krankengymnastik sind sinnvolle Möglichkeiten, Fehlhaltungen im Rückenbereich zu verbessern und die Rückenmuskulatur zu stärken. Auch die Teilnahme an Rückenkursen im Fitness-Studio ist eine geeignete Maßnahme, um der Wirbelsäule wieder zu neuer Form zu verhelfen.

Gymnastik hält die Gelenke beweglich

Zu jedem ausgewogenen Sportplan gehören neben Ausdauersport und Krafttraining auch gymnastische Übungen, welche den Körper elastisch und geschmeidig erhalten.

So ist regelmäßige Gymnastik unerlässlich, um fit und beweglich zu werden bzw. zu bleiben.

Bei regelmäßigem Training werden die Gelenke flexibel und biegsam, Muskeln werden trainiert und aufgebaut, weiter wird das körperliche Wohlbefinden deutlich gesteigert.

Auch dem Gleichgewichtssinn und dem Reaktionsvermögen kommt regelmäßige Gymnastik zugute.

Gymnastik kann man zudem jederzeit und an jedem Ort durchführen - benötigt wird lediglich eine Matte, bequeme Kleidung und fetzige Musik. Gymnastikprogramme sind einschlägiger Literatur zu entnehmen, wahlweise kann man freilich auch nach DVDs trainieren.

Gymnastik kann auch zur gezielten Prävention oder Therapie von gesundheitlichen Schwachstellen dienen, z. B. Problemzonengymnastik für Bauch, Beine und Po, spezielle Gymnastik bei Beckenbodenproblemen oder aber Wirbelsäulengymnastik bei Rückenschmerzen.

Yoga

Yoga ist eine aus Indien stammende uralte philosophische Lehre, die eine Reihe geistiger und körperlicher Übungen (z. B. Asanas, Meditation, Askese) umfasst. Das Wort Yoga stammt aus dem Sanskrit, der alten Sprache Indiens, und bedeutet „anschirren" oder „anspannen" (von Zugtieren), was später zur Vereinigung und Integration eben der Zugtiere führen soll. Der ursprüngliche Begriff wurde von den Zugtieren auf den Menschen übertragen, im Sinne von Anspannen des Körpers an die Seele zur Sammlung und Konzentration. Yoga „schirrt" Körper, Atem und Geist an, so dass sie ein Gespann bilden - miteinander verbunden im übertragenen Sinn.

Entsprechend ging man in der indischen Lehre davon aus, dass wir unsere Gesundheit nur bewahren können, wenn wir eben diese Verbindung von Körper, Atem und Geist fördern - und genau auf diese Vereinigung zielen nahezu alle Yoga-Übungen ab.

Welcher Weg zur Verwirklichung dieser Ziele eingeschlagen wird - darin unterscheiden sich die verschiedenen Richtungen des Yoga erheblich voneinander.

Während Yoga in seiner ursprünglichen Form eine spirituelle Wegbeschreibung ist, deren höchstes Ziel die Erlangung der Erkenntnis des Seins ist, praktiziert man in Westeuropa und Nordamerika oft nur die körperlichen Übungen, die Asanas, losgelöst von religiösen Aspekten. Andere Yoga-Formen hingegen heben mehr den meditativen Charakter hervor, oder aber Elemente wie die Askese.

Daneben sollten Atemtechniken stets fester Bestandteil der Yoga-Übungen sein. Beim Einatmen strömt die Energie in den Körper, beim Ausatmen werden Anspannungen gelöst.

Zum bewussten Atmen kommen die Asanas (Körperhaltungen) hinzu, wobei es eine auffallend große Auswahl an Asanas gibt, außerdem gibt es noch Variationen dieser Asanas sowie Vorübungen. Viele der Asanas imitieren Tiere, wie z. B. Kamel, Kobra, Fisch, Skorpion, Hahn und Hund. Daneben gibt es natürlich auch andere Asanas wie den Pflug, den Bogen, den Helden oder den Baum. Gedehnt wird bei den einzelnen Asanas stets sanft und nur so weit, wie es der Körper schmerzfrei zulässt.

Der auch hierzulande immer weiter wachsenden Beliebtheit des Yoga sollten auch Sie sich nicht entziehen und die Vorteile des Yoga auf die Gesundheit schätzen lernen.

Denn Yoga ist ein ganzheitlicher Weg zu körperlicher und seelischer Gesundheit.

So kann Yoga zu einer Linderung bei verschiedenen Krankheitsbildern führen, insbesondere bei Herz-Kreislauf-Erkrankungen, bei Durchblutungsstörungen, bei psychischen Erkrankungen wie Angstzuständen und Depressionen, bei Schlafstörungen sowie bei Kopf- und Rückenschmerzen.

Bei den einzelnen Übungen werden Kraft, Beweglichkeit, Koordination und Muskelausdauer trainiert. Durch die Aktivierung der Muskeln, Sehnen, Bänder sowie Blut- und Lymphgefäße kommt es zu einer verbesserten Durchblutung. Die Rückenmuskulatur wird gekräftigt, was wiederum zu einer besseren Körperhaltung führen kann.

Zudem besitzt Yoga eine stark beruhigende und ausgleichende Wirkung und kann somit den Folgeerscheinungen von Stress entgegenwirken. Insbesondere dienen auch Atemübungen und Meditation dazu, zur inneren Einkehr zu gelangen.

Wenn Sie sich dazu entschließen sollten, Yoga zu praktizieren, sollten Sie dies keineswegs alleine zu Hause im stillen Kämmerchen tun und Yoga nur nach Büchern erlernen. Denn Yoga ist nichts für Autodidakten - wenn man die oft komplizierten Übungen nicht richtig ausführt, ist die Gefahr einer Verletzung oder von Überlastung zu groß.

Daher sollten Sie Yoga nur unter Anleitung eines qualifizierten Lehrers erlernen. Möglich ist dies an Yoga-Schulen, in Fitness-Studios oder auch an Volkshochschulen.

Yoga-Stile gibt es viele, streng genommen sind aber alle aus dem Hatha-Yoga entwickelt. Hatha-Yoga ist die im Westen am häufigsten praktizierte Yoga-Form und wenn man allgemein von Yoga spricht, ist meist Hatha-Yoga gemeint. Die einzelnen Übungen werden hier aneinandergereiht, und dann als harmonischer Übergang absolviert, ein Beispiel hierfür ist der Sonnengruß (Surya Namaskar).

Andere beliebte Yoga-Stile sind z. B. Kundalini-Yoga, Kriya-Yoga und Bikram-Yoga.

Boxsport

Das Image vom Sport für halbseidene Jungs aus der Unterwelt und für harte Kerls, die sich gegenseitig die Birne weichprügeln, ist längst überholt. Die Vorstellung von zugeschwollenen Augen, gebrochenen Nasen, aufgeplatzten Augenbrauen und fließendem Blut verblasst allmählich und das Bild vom Boxen als moderner und zeitgemäßer Sport taucht langsam, aber sicher hinter dem Horizont hervor.

Kaum eine andere Sportart ist in vielerlei Hinsicht derart ganzheitlich ausgerichtet und vielseitig wie das Boxen: Denn Boxsport ist ein Ganzkörpertraining, das die gesamte Körpermuskulatur stärkt. Trainiert werden außerdem Ausdauer, Schnelligkeit, Konzentration, Reaktionsvermögen, Koordination und Beweglichkeit. Auch das taktische und strategische Denken wird geschult. Boxen fördert ferner Kraft, Schnelligkeit und Geschicklichkeit. Die Devise lautet also: Ring frei - für Gesundheit, Fitness, Ausdauer und Lebensqualität.

Um im Ring erfolgreich zu sein, braucht man Kraft, Tempo und Ausdauer. Fast alle Muskelgruppen werden beansprucht, das Herz-Kreislauf-System wird gestärkt, außerdem werden Ausdauer, Koordination und Reaktionsvermögen verbessert.

Dieses Ausdauertraining stellt nicht nur eine Wohltat für Gelenke und das Herz-Kreislauf-System dar, der Sportler verbrennt auch sehr viele Kalorien. Bei einem 30 minütigen Training werden durchschnittlich 500 Kalorien verbraucht, also mehr als bei den meisten Sportarten. Durch die verbesserte Ausdauer steigt außerdem der Kalorien-Grundumsatz im Körper.

Krafttraining wiederum dient beim Boxen als Leistungsgrundlage zur Verbesserung der Schnellkraft bzw. der Schnelligkeit. Das Krafttraining wirkt sich positiv auf die gesamte Körpermuskulatur aus. Dies ist wichtig, da eine optimale Kraft nur dann erzeugt werden kann, wenn möglichst viele Muskeln perfekt zusammenarbeiten. Nur die richtige Reihenfolge der Muskelanspannung kann eine ideale Kraftübertragung auf das Ziel gewährleisten.

Beweglichkeit ist ein weiteres wichtiges Element des Boxsports. Denn nur wer beweglich ist, kann den Angriffen des Gegners ausweichen, andererseits ist Mobilität erforderlich, um agieren zu können und ohne Umwege seine Faust zum Kontrahenten bringen zu können.

Um nicht auf dem Ringboden zu landen, ist Schnelligkeit beim Boxen essentiell. Und um Schnelligkeit und die einzelnen Bewegungsabläufe zu verbessern, sind Koordination und Reaktionsvermögen gefragt. Darüber hinaus ist Boxtraining ein großartiges Ventil für die Seele: Stress, Frust und Aggressionen werden hervorragend abgebaut und alsdann im Ring gelassen - statt zuhause oder am Arbeitsplatz. Ein Sport also, bei dem man sich so richtig austoben kann.

Stress abbauen

Stress am Arbeitsplatz, unzählige Überstunden und wenig Freizeit – wer kennt diese Problematik heutzutage nicht? Grenzenlose Hektik und Strapazen bestimmen unseren Alltag, der Leistungsdruck in Beruf und Privatleben steigt permanent. Wie ein Hamster drehen wir im berüchtigten Laufrad. Selbst in der Freizeit muss man vielfältigen Verpflichtungen nachkommen, das Vereinsleben und die Geselligkeit rufen, der moderne Mensch tanzt gerne auf allen Hochzeiten und ist Hansdampf in allen Gassen. Und zuhause locken nicht selten Internet und Fernsehen, das Handy klingelt unaufhörlich, so dass Körper und Seele einfach nicht zur Ruhe kommen können. Dabei bleiben Gesundheit und Wohlbefinden natürlich auf der Strecke.

Wie wir bereits gelesen haben, wird in Phasen von Stress vermehrt das körpereigene Hormon Cortisol in der Nebennierenrinde produziert. Und dieses Hormon hat die unangenehme Eigenschaft, dass es die verstärkte Einlagerung von Fett fördert und gleichzeitig die Insulinempfindlichkeit der Zellen herabsetzt.

Also müssen wir alles tun, um die Produktion dieses Störenfrieds im Kampf um weniger Pfunde in Schach zu halten.

Und die Produktion von zu viel Cortisol ist nicht die einzige unerwünschte Nebenwirkung von zu viel Stress. Stress führt auch dazu, dass wir unkontrolliert essen und unsere Mahlzeiten zu schnell und in Hektik verschlingen.

Nicht selten führt Stress auch zu Fressanfällen und Frustessen, der Körper sucht sich gleichsam ein Ventil für den Stress und einen Weg, um die Folgen des Stresses kompensieren zu können. Dass das Verschlingen von Süßigkeiten und Fastfood freilich keine Lösung gegen zu viel Stress ist, liegt auf der Hand.

Die dritte wichtige Säule auf dem Weg zu einem schlanken Bauch ist neben der Umstellung der Ernährung und regelmäßiger Bewegung also das Vermeiden von Stress und das Erlernen von Entspannungstechniken.

Wie Sie sehen werden, ist dieser dritte Schritt zu einem schlanken Körper ein durchaus angenehmer Schachzug, der sich auf alle Bereiche Ihres Lebens positiv auswirken wird.

Besserer Umgang mit Stress

Positiven Gedanken Raum geben

Vergegenwärtigen Sie sich nur einmal, von wie vielen negativen Gedanken wir tagtäglich beherrscht werden. Hass, Neid und Eifersucht fressen viele Menschen buchstäblich auf. Es ist beeindruckend, wie Menschen sich gegenseitig unnötig das Leben schwer machen. Wir bewerten und verurteilen unsere Mitmenschen und setzen uns auch selbst unter Druck.

Verdrängen Sie negative Gedanken ganz bewusst und geben Sie diesen keinen Raum. Hören Sie ganz aufmerksam auf die innere Stimme, die an allem rummäkelt und an vielem etwas auszusetzen hat. Verscheuchen Sie diese dunklen Gedanken und Gefühle aus Ihrem Leben. Drücken Sie ganz bewusst die Stopp-Taste.

Lassen Sie positive Gefühle überwiegen: Mut, Freude, Heiterkeit. Lernen Sie, diese Gefühle zu leben und zu erleben. Denn wir sind auch das Produkt unserer Gedanken und schaffen mit diesen unsere eigene Wirklichkeit.

Denken Sie nur an das bekannte Beispiel vom Glas Wein: Für den einen ist es halbvoll, für den anderen halbleer - die Situation ist dieselbe, nur die Sichtweise verschieden. Denn eine Situation ist oft nicht per se gut oder schlecht, sondern wird es erst durch unsere Interpretation und Wertung.

Als weiteres Beispiel kann ein regnerischer Tag dienen: Dem einen Zeitgenossen schlägt das Dauerrieseln aufs Gemüt und er wird mürrisch und ungehalten, der andere freut sich nichtsdestotrotz, er läuft mit Regenstiefeln und Regencape durch die Gegend oder delektiert sich an gemütlichen Tee- und Lesestunden in der guten Stube.

Werden Sie sich daher Ihrer gesamten Gefühlspalette bewusst und überdenken Sie diese neu. Lösen Sie sich von eingefleischten Denkmustern und schaffen Sie neue, positive Gedanken.

Im Hier und Jetzt leben

Gerade wir Europäer neigen dazu, mit unseren Gedanken ständig in die Zukunft oder in die Vergangenheit abzuschweifen - und bewegen uns dabei viel zu selten im Hier und Jetzt. Entweder grämen wir uns über alte Fehler und trauern verpassten Chancen nach oder aber wir blicken sorgenvoll und voller Fragen in eine ungewisse Zukunft. Wenn wir uns aber tatsächlich nur auf den Augenblick konzentrieren würden - um wie viel glücklicher und zufriedener könnten wir sein, ohne Groll wegen vergangener Fehler und ohne Sorgen wegen der Zukunft.

Gibt es etwas, was Sie in just diesem Moment ärgert oder ängstigt? Wenn Sie ehrlich sind, müssten Sie diese Frage meist verneinen.

Und wie glücklich könnten wir mit Goethes Faust zum Augenblicke sagen: „Verweile doch! Du bist so schön." Denn das Glück liegt oft einzig und allein im Augenblick. Lernen Sie den Augenblick mit all seiner Gewalt und Macht zu ergreifen - in all seinem Glück und auch in all seinem Schmerz. Denn sowohl das Glück als auch der Schmerz eines Augenblicks, beides sind unwiederbringliche Momente.

Folgende Geschichte möchte ich Ihnen in diesem Zusammenhang nicht vorenthalten: Ein weiser Mann wurde einmal nach dem Weg zum Glück gefragt, worauf seine Antwort lautete: „Wenn ich stehe, dann stehe ich, wenn ich gehe, dann gehe ich, wenn ich sitze, dann sitze ich, wenn ich esse, dann esse ich, wenn ich liebe, dann liebe ich..."

Dann fielen ihm die Fragesteller ins Wort und sagten: „Das tun wir auch, aber was machst Du darüber hinaus?“ Er sagte wiederum: „Wenn ich stehe, dann stehe ich, wenn ich gehe, gehe ich, wenn ich...“ Wieder sagten die Leute: „Aber das tun wir doch auch!“ Er aber sagte zu ihnen: „Nein - wenn ihr sitzt, steht ihr schon, wenn ihr steht, dann lauft ihr schon, wenn ihr lauft, dann seid ihr schon am Ziel.“

Lernen wir also, den Dingen, die wir gerade tun, mehr Aufmerksamkeit zu schenken - und legen die Zeitung beim Frühstück beiseite, schalten den Fernseher beim Gespräch ab und lassen bei der Arbeit unsere Augen von der Uhr - dann können wir wie Tina Turner in einem ihrer Songs sagen: „The future is this moment and not some place outside.“

Und uns wird klar, was der Theologe und Philosoph Meister Eckhart schon im späten Mittelalter erkannte: „Immer ist die wichtigste Stunde die gegenwärtige. Immer ist der wichtigste Mensch der, dem du gerade gegenüber stehst. Immer ist die wichtigste Tat die Liebe.“

Beherzigten wir stets diesen weisen Spruch - wie viel mehr Achtung würden wir dem Augenblick und unseren Mitmenschen entgegenbringen - schenkten wir diesen mehr Beachtung und Aufmerksamkeit, ohne mit unseren Gedanken schon wieder ganz wo anders zu sein.

Achtsam sein

Achtsam sein, bedeutet, alle Vorgänge um uns herum mit ungeteilter, entspannter Aufmerksamkeit zu beobachten und alle Einzelheiten unserer Umgebung in uns aufzunehmen. Wir verlieren uns nicht in Gedanken, sondern sind konzentriert und sind uns dessen gewahr, was Bewusstsein ist.

Achtsamkeit kann man üben, indem man sich ganz auf den Augenblick konzentriert und sich ganz auf sich selbst besinnt, während man sich auf ganz einfache Dinge konzentriert - etwa auf das Atmen.

Lernt man, achtsam zu sein, verändert sich das Denken wohltuend. Negative Gedanken verlieren an Macht, und zum Vorschein kommen immer mehr die kleinen Freuden des Lebens und das Glück des Augenblicks.

Nehmen Sie wahr, wie Sie sich fühlen und widmen Sie allem Ihre ganze Aufmerksamkeit. Die Intensität des erlebten Augenblicks wird Ihr Leben reicher und zufriedener machen - von Tag zu Tag.

Verzeihen lernen

Lernen Sie, zu verzeihen und lassen Sie nicht Gefühle wie Rache und Hass die Oberhand gewinnen. Wer verzeiht, wird frei sein im Herzen, und muss nicht Altem und Abgelegtem nachhängen. Wer dagegen hasst, nicht verzeihen kann und alten Anfeindungen nachhängt, grämt sich unnötig und kann seelische Krankheiten wie Depressionen entwickeln.

Wie viel Weisheit steckt in unserem täglichen Gebet, im Vaterunser, wo es so trostreich heißt: „Und vergib uns unsere Schuld, wie auch wir vergeben unseren Schuldigern."

Abschalten können

Wälzen Sie nach Feierabend noch Akten? Grübeln Sie am sich neigenden Tag noch über ungelöste Probleme? Nehmen Sie Ihre Sorgen mit ins Bett? Lassen Sie die Arbeit mit Schließen der Bürotür hinter sich, Klappe runter.

Vergessen Sie den täglichen Ärger am Arbeitsplatz. Und verabschieden Sie sich beim Gang ins Bett von den Sorgen und Nöten des vergangenen Tages. Lassen Sie Arbeit Arbeit sein und Büro Büro. Lernen Sie ganz bewusst Abschalten. Denken Sie daran: Ein jeder Tag sorgt für sich selbst.

Leichter geht's mit Humor

Oft nehmen wir das Leben viel schwerer, als es eigentlich ist. Mit einer gehörigen Portion Humor wäre meist vieles erheblich leichter. Lachen Sie jeden Tag bewusst, auch über sich selbst! Formen Sie Ihre Lippen zu einem Lächeln, schon steigt die Stimmung. Nicht ein lautes Grinsen, sondern ein stilles, inneres Lächeln - Sie werden spüren, wie wohltuend, entspannend und erleichternd es wirkt.

Schenken Sie auch Ihren Mitmenschen ein Lächeln - Sie werden ein Lächeln und Freundlichkeit zurück erhalten. Denn Lächeln wirkt ansteckend und öffnet die Herzen Ihrer Mitmenschen.

Lassen Sie sich nicht von der Bürde Ihrer Probleme beugen und ducken. Bedenken Sie, dass jeder Mensch sein Kreuz zu tragen hat. Jedes Leben besteht aus Höhen und Tiefen. Und nach dem Regen kommt stets wieder Sonne. Sorgen Sie sich nicht, leben Sie!

Auch mal fünf gerade sein lassen

Noch ein Geschäftstermin und noch ein wichtiger Anruf? Das hat auch Zeit bis morgen - lassen Sie auch mal fünf gerade sein. Zwingen Sie sich zu nichts. Von der lässigen Lebenseinstellung der Südländer können wir noch viel lernen. Also öfter mal „laisser faire".

Was Du heute kannst besorgen, das verschiebe gerne auf morgen, ist eine manchmal angebrachte Umformung des bekannten Stichworts.

Entspannungstechniken

Massagen

Massagen dienen nicht etwa nur der Behandlung von Rückenleiden oder Verspannungen im Nacken - sie können positiv auf den gesamten Organismus wirken und eine Wohltat für Körper, Geist und Seele sein.

Massagen gehören zu den ältesten Heilmitteln der Menschheit und haben ihren Ursprung wahrscheinlich im Osten Afrikas und in Asien. Bei den streichenden Bewegungen wird die gesamte Muskulatur entspannt, Schmerz gelindert, die Psyche beruhigt, Angst und Stress werden aufgelöst über eine Beeinflussung des gesamten vegetativen Nervensystems.

Chinesische Massagen

Die chinesische Massagetherapie - auch Tuina genannt - hat eine ebenso lange Geschichte wie die traditionelle chinesische Medizin. Im Gegensatz zu westlichen Massagetechniken, die vor allem der Behandlung von Erkrankungen des Bewegungsapparates dienen, werden durch die Tuina-Massagen Störungen des gesamten Organismus geheilt.

Auf Grundlage des Meridian- und Akupunktursystems wird an den Akupunkturpunkten oder entlang der Meridiane behandelt. Je nach Krankheit werden an den Punkten Reize verschiedener Qualität gesetzt - das kann ein leichtes Drücken, Kneten, Kneifen, Zwicken oder Klopfen sein.

Shiatsu

Unter Shiatsu versteht man die japanische Variante der Akupunktur. Es werden dieselben Punkte am Körper behandelt wie bei der Akupunktur. Allerdings werden hier keine Nadeln verwendet, sondern diese Methode ist eine reine Druckpunktmassage.

Alle Krankheiten verstehen sich nach dieser Philosophie als eine Blockade im Fluss der Lebensenergie. Durch eine Shiatsu-Massage soll durch Druck auf die entsprechenden Meridian-Punkte der Energiefluss angeregt und somit die Krankheitsursache behoben werden.

Indische Massagen

Arkaya Deepa

Arkaya Deepa ist eine uralte indische Ölmassage, die alle Lebensgeister weckt. Bei dieser wohltuenden Massage wird der Körper entschlackt und gereinigt und in einen Zustand der tiefen Entspannung versetzt. Über verschiedene Akupressurpunkte werden Verspannungen und Blockaden im ganzen Körper gelöst.

Abhyanga

Auch diese ayurvedische Ölmassage, die in sieben Positionen erfolgt, ist eine Wohltat für Körper und Seele. Die Massage dient der Harmonisierung aller Körperenergie und unterstützt die Entschlackung des Gewebes.

Autogenes Training

Autogenes Training ist ein auf Autosuggestion (Selbstbeeinflussung) basierendes, didaktisch klar gegliedertes Verfahren zur Selbstentspannung. Es ist eine weit verbreitete und anerkannte Methode, um Stress und psychosomatische Störungen zu behandeln.

Autogenes Training kann in einer Gruppe oder in Einzelkursen unter Anleitung eines Psychologen oder Arztes innerhalb einiger Wochen erlernt werden. Es kann auch im Selbststudium erlernt werden, wovon aber mitunter abgeraten wird, um Fehlprogrammierung zu vermeiden. Zum Zwecke des Selbststudiums gibt es nichtsdestotrotz viele Bücher, die häufig zusätzlich mit einer CD ausgestattet sind.

Beim autogenen Training unterscheidet man die „Unterstufe“ und die „Oberstufe“.

Bereits innerhalb der Grundstufe lässt sich mit den Komponenten der Schwere- und der Wärmewahrnehmung nach mehrwöchigem Training eine psychovegetative Gesamtumschaltung erreichen. Zusätzliche Organübungen vertiefen die Körperwahrnehmung. Dabei wird das Ziel verfolgt, sich selbst in einen Zustand der Entspannung zu bringen.

In der Unterstufe werden besonders körperliche Vorgänge beeinflusst. Dabei versucht der Übende sich ausschließlich auf seinen Körper zu konzentrieren. Hierbei liegt er entspannt auf dem Rücken oder befindet sich in der sogenannten Droschkenkutscherhaltung. Zu den Grundübungen gehören Schwereübungen (z. B. „mein Arm ist schwer"), Wärmeübungen, Atemübungen (z. B. „mein Atem ist ganz ruhig"), Bauchübungen, Herzübungen und Stirnübungen (z. B. „mein Kopf ist leicht").

In der Oberstufe des Autogenen Trainings kommt es zur Vorstellung von Bildern (z. B. eine Rose, eine brennende Kerze) und von selbstgewählten Situationen (z. B. eine Reise auf den Meeresgrund oder auf den Gipfel eines Bergs).

Durch den entspannten Zustand kann so die Möglichkeit zur Lösung von Problemen und zur Linderung oder Heilung von Krankheiten geschaffen werden.

Angewandt werden kann Autogenes Training bei vielen Beschwerden und Erkrankungen, z. B. bei Stress, Muskelverspannungen, Herz-Kreislauf-Erkrankungen, Schlafstörungen, Migräne, innerer Unruhe und Schmerzen.

Meditation

Meditation (abgeleitet von den lateinischen Wörtern „meditatio“ = „Ausrichtung zur Mitte“ und von „medius“ = „mittlerer“) beschreibt eine in vielen Religionen und Kulturen geübte spirituelle Praxis.

Hierbei soll sich der Geist durch Achtsamkeits- und Konzentrationsübungen beruhigen und sammeln. Die angestrebten Bewusstseinszustände werden oft mit Begriffen wie Stille, Leere, Eins-Sein, im Hier und Jetzt sein und mit frei von Gedanken beschrieben.

In östlichen Kulturen gilt das Meditieren als eine zentrale bewusstseinserweiternde Übung. Meditation als spirituelle Praxis ist dabei immer auch in unterschiedliche religiöse, psychologische und ethische Lehrgebäude eingebunden.

In westlichen Ländern dagegen wird die Meditation auch unabhängig von religiösen Aspekten oder spirituellen Zielen zur Unterstützung des allgemeinen Wohlbefindens, zum Stressabbau und im Rahmen der Psychotherapie praktiziert.

Es gibt eine fast unüberschaubare Vielfalt an Meditationstechniken, die sich nach ihrer jeweiligen religiösen Herkunft unterscheiden. Besonders im Hinduismus, Buddhismus und Taoismus besitzt die Meditation eine ähnliche Bedeutung wie das Gebet im Christentum.

Neben den traditionellen Meditationstechniken werden vor allem seit den 70er Jahren des 20. Jahrhunderts im Westen viele von fernöstlichen Lehren inspirierte und an westliche Bedürfnisse angepasste Meditationsformen angeboten.

Alle Meditationsarten haben das Ziel, einen vom Alltagsbewusstsein unterschiedenen Bewusstseinszustand herbeizuführen, in dem das gegenwärtige Erleben im Vordergrund steht, im Gegensatz zum gewohnten Denken fehlen Bewertungen sowie der Blick in die Vergangenheit (Erinnerung) oder in die Zukunft (Pläne, Ängste). Durch Meditation soll ein Bewusstseinszustand erreicht werden, in dem gleichzeitig äußerste klare hellwache Achtsamkeit und tiefste Entspannung möglich sind.

Generell unterscheidet man zwei Gruppen von Meditationsarten: die passive (kontemplative) Meditation, die im stillen Sitzen praktiziert wird, und die aktive Meditation, bei der körperliche Bewegung, achtsames Handeln oder auch lautes Rezitieren zur Meditationspraxis gehören.

Im allgemeinen Sprachgebrauch wird unter Meditation meist nur die passive Form verstanden, so wie sie bspw. in Abbildungen des meditierenden Buddhas symbolisiert wird. Zu den aktiven Meditationstechniken gehören bspw. Tantra, Yoga und die Kampfkünste.

Bei der Meditation richten Sie Ihre Aufmerksamkeit ganz gezielt auf nur ein Objekt - im Unterschied zu Handlungen im Alltag, bei denen Sie sich auf wechselnde Reize konzentrieren. Als Objekt der Konzentration empfiehlt sich die Wahl eines Wortes, wie z. B. Om - So-Ham - Ham - diese Laute wirken gleichzeitig beruhigend. Ziel ist es, den Geist von allen Gedanken zu entleeren - wenn Ihre Gedanken abschweifen, kehren Sie unverzüglich zu Ihrem gewählten Laut zurück.

Wichtig ist außerdem die Meditationshaltung, dass heisst eine Körperstellung, in der Sie über längere Zeit bewegungslos verharren können. Beginnen Sie die Meditationen mit einer Dauer von 20 Minuten und steigern Sie sich langsam auf eine Stunde.

Tai Chi

Tai Chi oder chinesisches Schattenboxen ist ursprünglich eine im Kaiserreich China entwickelte innere Kampfkunst. In jüngerer Zeit tritt der Kampfkunstaspekt zurück und Tai-Chi entwickelt sich immer mehr zum Volkssport, der auch der Persönlichkeitsentwicklung und Meditation dient. Durch die weichen und fließenden Bewegungen wird der Körper in eine tiefe Entspannung versetzt, innere Ruhe und Gleichmut werden gefördert.

Qi Gong - Übung für mehr Lebensenergie

Qigong, in geläufiger deutscher Schreibweise auch Chigong, ist eine chinesische Meditations-, Konzentrations- und Bewegungsform zur Kultivierung von Körper und Geist. Zur Praxis gehören Atemübungen sowie Körper-, Bewegungs- und Konzentrationsübungen.

Qigong ist ein relativ junger Begriff, auch wenn es sich meist um jahrtausendealte Übungen handelt, die bereits zur alten chinesischen Kultur gehörten. Qigong bedeutet wörtlich „Energiearbeit" und bezeichnet Übungen, die das „Qi", also die Lebenskraft, kultivieren sollen. Hierbei heißt „Qi" „Energie" und das chinesische Schriftzeichen „Gong" bedeutet „Arbeit" oder je nach Zusammenhang auch „Übung" oder „Aufgabe".

Die jeweiligen Übungen dienen der Anreicherung und Harmonisierung des Qi, wobei Qi (ausgesprochen „tchi") in der chinesischen Philosophie und Medizin sowohl für die bewegende als auch für die vitale Kraft des Körpers, aber auch der gesamten Welt, steht.

Die Praxis des Qigong soll die Lebensenergie stärken, das Leben verlängern und zu einer gesunden geistigen Verfassung verhelfen. Durch die einzelnen Übungen wird die Energie genährt oder aus der Umwelt aufgenommen - Der Energiefluss wird mit Qi Gong-Übungen gestärkt und somit auch das Wohlbefinden für Körper und Geist.

Qi Gong umfasst ein Sammelsurium unterschiedlicher Übungen, von Dehn-Übungen bis hin zu Atem-Übungen, Laufübungen und vielem mehr. Die drei häufigsten Qigong Systeme sind die acht Brokat-Übungen, das Spiel der fünf Tiere und die sechs heilenden Laute.

Die acht Brokat-Übungen sind die bekanntesten chinesischen Übungen des Qigong, sie sind sehr einfach zu erlernen und werden meist auch an Qigong-Schulen gelehrt. Die Übungen stärken die Widerstandskraft des Körpers und kräftigen die Atmung und den Geist. Die Gelenke werden hierbei geschont, Muskel und Sehnen werden sanft gedehnt.

Beim Spiel der fünf Tiere werden die Bewegungen und Eigenheiten von Hirsch, Affe, Bär, Kranich und Tiger nachgeahmt. Für jedes Tier gibt es mehrere Übungen, die den Organ-Energiefluss unterstützen und nähren, wobei Kraft und Instinkt der jeweiligen Tiere aufgenommen wird.

Durch die sechs heilenden Laute wiederum soll der Körper zu einer Art innerlicher Vibration angeregt werden, auf diese Weise werden Körperregionen, die durch Stimulation von außen ansonsten nicht erreichbar sind, angeregt werden.

Kampfsportarten - Abbau von Aggressionen

Will man die Kunst des Kampfes erlernen, so stößt man auf ganz verschiedene Kampfsportstile. Die meisten Kampfsportarten stammen aus dem asiatischen Raum und wurden dort seit Generationen weiterentwickelt. Zu den asiatischen Kampfsportarten, die hierzulande immer populärer werden, zählen z. B. Judo, Karate, Taiwado und Thaiboxen. Schon seit langem etablierte europäische Kampfsportarten sind z. B. Boxen, Fechten und Ringen.

Gerade Kampfsportarten bieten einen idealen Ausgleich zu Stress und Hektik am Arbeitsplatz und im Alltag: Kampfsport liefert die Basis für ein harmonisches Gleichgewicht von Körper, Seele und Geist. Gerade Zorn und Aggressionen, die sich heutzutage am Arbeitsplatz in immer größerem Maße anstauen, werden durch regelmäßiges Training abgebaut und lösen sich in Nichts auf. Weiter werden Disziplin, Selbstkontrolle und ein Gefühl für den eigenen Körper gefördert.

Progressive Muskelentspannung - Abbau von Stress nach Jacobsen

Die progressive Muskelentspannung wurde bereits im Jahre 1938 von dem amerikanischen Psychologen Edmund Jacobsen entwickelt, in den 60er Jahren des vorherigen Jahrhunderts gelangte die Entspannungstechnik auch nach Deutschland. Sie ist eine der bekanntesten Methoden zur Verminderung und Prävention von Stress, außerdem wird Stress nicht nur abgebaut, das Gehirn wird auch sensibilisiert und kann so neu auftretenden Stress schneller erkennen und vermeiden.

Die Progressive Muskelentspannung ist kinderleicht zu erlernen und wirkt meist schon nach der ersten Anwendung positiv. Das Prinzip ist denkbar einfach. Verschiedene Muskelpartien werden nacheinander angespannt und nach kurzer Zeit wieder losgelassen. Durch den Kontrast von Muskelanspannung und -entspannung nimmt man die eintretende Entspannung wesentlich intensiver wahr als ohne vorherige Anspannung.

Die Progressive Muskelentspannung ist ohne weiteres im Selbststudium in Form einer geführten Audio-CD oder auch in einem Kurs erlernbar.

Die Palette der Einsatzgebiete ist lang und reicht von Stress, Angst, Lampenfieber, Kopfschmerz, Migräne, Tinnitus bis zu Schlafstörungen, Konzentrationsstörungen und Bluthochdruck.

Ideal ist auch, dass diese Methode ohne weitere Hilfsmittel jederzeit und an jedem Ort einsetzbar ist. Im Laufe der Übung werden alle Körperteile angespannt und dann wieder losgelassen, der Text für den rechten Arm lautet etwa: Spannen Sie Ihren rechten Arm an. Fühlen Sie die Anspannung. Halten Sie die Spannung kurz, dann entspannen Sie den rechten Arm. Spüren Sie, wie sich der Arm wieder entspannt, mehr und mehr?

Am Ende der Gesamtübung nehmen Sie die Entspannung zurück. Räkeln und strecken Sie sich, atmen Sie tief ein und aus. Nach dem Üben werden Sie sich ganz wach und frisch fühlen.

Entspannende Musik - Klänge für die Seele

Was kann es Schöneres geben, als sich nach einem langen und harten Arbeitstag den Klängen entspannender Musik hinzugeben? Heilenden Klängen zu lauschen, die Körper und Geist entspannen, die inneren Frieden und Harmonie schenken. Keine störenden Umweltreize mehr wahrnehmen, Abstand vom Alltag und Nähe zum Selbst gewinnen, leer werden können - Klänge schweben durch Zeit und Raum - Eintauchen in eine Welt der Harmonie.

Beginnen Sie den Feierabend mit einer Wellness-CD - das haben Sie sich verdient. Insbesondere Klänge aus der Natur eignen sich, Harmonie und Wohlbefinden zu verströmen, z. B. das Schweben des Windes, das Rauschen des Meeres, das Plätschern eines Baches oder das Zwitschern von Vögeln oder Gesänge von Walen.

Musikalisch vielleicht noch unterstrichen von der Panflöte, der Harfe oder von Gitarren - dies lässt uns eintauchen in unbeschwerte Träumereien und heitere Gedanken an eine schöne Landschaft oder einen sorglosen Urlaubstag.

Auch gregorianische Gesänge erleben eine regelrechte Renaissance, da diese sehr heilsam wirken und uns Loslassen, Entspannen und Eins sein ermöglichen. Kaufen Sie bei Ihrem nächsten Einkaufsbummel gleich eine CD mit den singenden Mönchen, die Melodien schweben gleichsam außerhalb von Raum und Zeit und beschwören die Ewigkeit herauf.

Die Tongirlande der Gesänge und die Kraft der ruhig fließenden Männerstimmen macht es fast unmöglich, nicht in einen herrlichen Zustand der vollkommenen Entspannung zu versinken.

In einem immer stressiger werdenden Leben bietet der Chorgesang in seiner ursprünglichsten Form eine perfekte Möglichkeit zur Entspannung und ansteckende Momente des Glücks.

Epilog

Jetzt sind Sie am Ende dieses Buchs angelangt, verehrte Leserin und verehrter Leser. Ich hoffe, viele der Anregungen und Tipps erweisen sich als inspirierend und motivierend für Sie.
Auf Ihrem persönlichen Weg zu einem gesunden, glücklichen und erfüllten Leben wünsche ich Ihnen alles erdenklich Gute.

Herzlichst Ihre Apothekerin Dr. Angela Fetzner

Zur Autorin

Dr. Angela Raab geb. Fetzner, geboren in Bad Kissingen, ebenda auch aufgewachsen.

Studium der Pharmazie in Würzburg, anschließend Approbation zur Apothekerin. Aufbaustudium der Pharmaziegeschichte in Marburg, Abschluss als Pharmaziehistorikerin.

Dort auch Promotion zum Dr. rer. nat.

Seit 1996 bis dato Arbeit in öffentlichen Apotheken und Krankenhausapotheken in ganz Deutschland sowie der Schweiz. Daneben Seminartätigkeit im In- und Ausland.

Von 2012-2018 Veröffentlichung von mehr als 50 Ratgebern und Fachbüchern v. a. zu verschiedenen Gesundheitsthemen, die Hundertausende von Lesern begeistern.

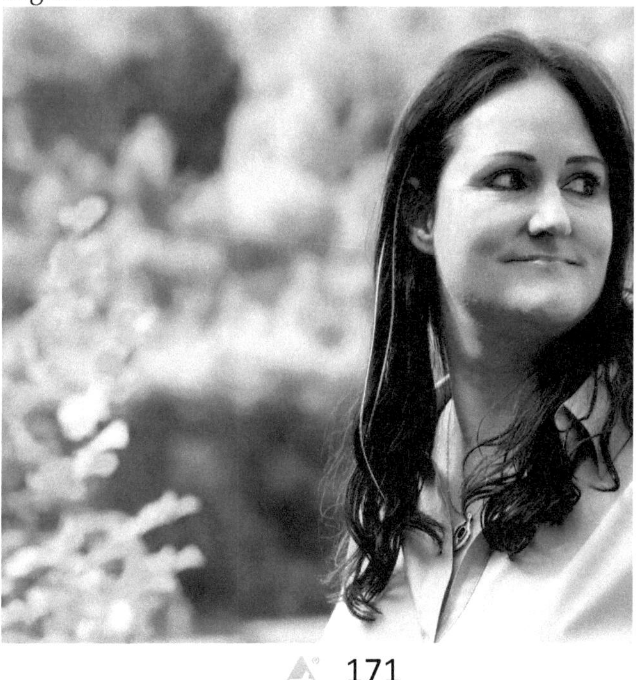

Ein herzliches Dankeschön

- an dieser Stelle an alle werten Leserinnen und Lesern. Lob, Kritik oder Anregungen können Sie mir gerne auf meiner Facebook-Seite https://www.facebook.com/AngelaFetzner oder auf meiner Autorenhomepage mitteilen: http://www.angela-fetzner.de

Bücher von Dr. Angela Fetzner

Finden Sie alle auf der Autorenhomepage: http://www.angela-fetzner.de

Auf meiner Homepage finden Sie nicht nur alle meine Bücher und E-Books. Darüber hinaus möchte ich meinen Leserinnen und Lesern auch einen besonderen Service bieten. So stelle ich auf meiner Homepage regelmäßig Onlinelesungen von mir ein, weiter schreibe ich Blogartikel zu verschiedenen Themen sowie Rezensionen zu diversen Büchern.

Hier können Sie sich auch für meinen Newsletter anmelden, um regelmäßig Informationen über neue Bücher, Preisaktionen, Verlosungen und Gesundheitstipps zu erhalten.

Außerdem finden Sie meine E-Books in allen führenden Online Shops und die Druckbücher im Versand- und Standardbuchhandel.

Sie finden mich auch in den sozialen Netzwerken: **Facebook, Twitter, Instagram und Youtube.**

https://angela-fetzner.de/___/

Leseprobe Leber & Gallen entgiften

Prolog

Liebe Leserin und lieber Leser,

Eine gesunde Leber ist der Schlüssel zu einem gesunden und vitalen Leben.

Die Leber ist unser zentrales Stoffwechselorgan und unser wichtigstes Entgiftungsorgan – gleichsam einer Fabrik ohne Ruhezeiten ist die Leber Tag und Nacht für uns im Einsatz. Eine ungesunde Ernährungs- und Lebensweise schwächt die Leber, das emsige Organ arbeitet nichtsdestotrotz unermüdlich weiter. Wird die Leber jedoch kontinuierlich überlastet, fühlt man sich schlapp und ausgelaugt, denn die Müdigkeit ist bekanntlich der Schmerz der Leber. Des Weiteren können viele chronische Krankheiten die Folge einer geschwächten oder erkrankten Leber sein. Denn: Funktioniert die Leber nicht, erkrankt der ganze Mensch.

Unterstützen Sie Ihr wichtigstes Entgiftungsorgan: Die ganzheitliche Leberreinigung

Die Leber leidet bekanntlich leise, weshalb wir sie meist nicht mit der nötigen Achtsamkeit behandeln. Grundsätzlich essen wir zu fett, zu säurelastig, weiter belasten wir die Leber durch Schadstoffe, Medikamente sowie durch zu viel Stress und zu wenig Bewegung. Aus diesem Grund ist es wichtig, den Körper von diesem Ballast zu befreien und schädliche Abfallprodukte und Gifte auszuschwemmen.

Nutzen Sie hierbei die einzigartige Regenerationskraft Ihrer Leber – denn die Leber ist ein ungeheuer dankbares Organ, ihre Selbstheilungskraft beispiellos. Schenken Sie Ihrem wichtigsten Entgiftungsorgan daher eine ganzheitliche Leberreinigung. Mittels der in diesem Buch aufgeführten vielseitigen Maßnahmen wie Heilpflanzentherapie, Teekuren, Darmentgiftung, Schüßler-Salzen, Homöopathie, Leberwickel, Wasseranwendungen, Ernährungsempfehlungen usw. wird die Leber auf natürliche Weise entgiftet und gestärkt. Mit Unterstützung ausgewählter Leberkuren werden Sie bereits nach kurzer Zeit wieder mehr Lebensqualität, Kraft, Vitalität und Lebensfreude verspüren.

Die Autorin berät und informiert als promovierte Apothekerin seit zwei Jahrzehnten zahlreiche Kunden. Als unabhängige Autorin und Apothekerin fühlt sich die Verfasserin dieses Buchs nur der Gesundheit und dem Wohl der Menschen verpflichtet.

Herzlichst Ihre Apothekerin Dr. Angela Fetzner

Warum es sich lohnt, der Leber mehr Aufmerksamkeit zu schenken

Tag und Nacht ist die Leber für uns im Einsatz - unzählige Prozesse des Stoffwechsels finden in diesem wichtigen Organ statt. Nicht zu Unrecht wird die Leber deshalb zuweilen auch als Kraftwerk des Körpers bezeichnet. Die Leber ist das zentrale Organ unseres Stoffwechsels und hat ein enormes Aufgabenspektrum zu bewältigen - ihre wichtigsten Aufgaben sind die Steuerung von Energie- und Hormonhaushalt, die Verarbeitung und Speicherung von Fetten, Eiweißen und Kohlenhydraten, die Produktion lebenswichtiger Eiweißstoffe (z. B. Gerinnungsfaktoren), der Abbau und die Ausscheidung von Stoffwechselprodukten sowie die Produktion von Galle. Vor allem fungiert die Leber jedoch auch als unverzichtbares Entgiftungsorgan, weshalb es wichtig ist, dass wir dieses Organ nicht durch zu viel Alkohol, Medikamente und toxische Stoffe nachhaltig schädigen. Als Entgiftungsorgan ist die Leber ein richtiger Workaholic, sie reinigt den Körper unermüdlich – und geht in ihrer Uneigennützigkeit sogar so weit, dass sie eher ihre eigenen Zellen zerstört, als dass sie es zulässt, dass andere Organe des Körpers geschädigt und in Mitleidenschaft gezogen werden. Die Leber ist also ein sehr selbstloses Organ, das klaglos und geduldig seine Dienste verrichtet. Nicht zu Unrecht heißt es „die Leber leidet stumm“ – was auch damit zusammenhängt, dass die Leber keine Nerven und damit kein Schmerzempfinden besitzt. Gleichzeitig sagt man aber auch, dass die Leber mit ihren

Aufgaben wächst – was zutreffend ist, denn die Leber ist sehr widerstandsfähig und verfügt über eine ausgezeichnete Regenerationsfähigkeit. Allerdings nur bis zu einem gewissen Grad, denn wird die Leber pausenlos geschädigt, erkrankt sie irgendwann und stirbt am Ende zwangsläufig, und selbst dieses Sterben geschieht leise. Mit dem Versagen der Leber stirbt freilich der komplette Organismus.

Es ist also an der Zeit, dass wir uns diesem geduldigen und aufopferungsvollen Organ erkenntlich zeigen, und ihm wieder mehr Aufmerksamkeit schenken.

Ihre Leber wird es Ihnen mit neuer Energie und Wohlbefinden danken.

Die Müdigkeit ist der Schmerz der Leber

Wie wir gelesen haben, leidet die Leber geduldig, lange und leise. Dies ist mit ein Grund, warum wir dieses dankbare Organ oft allzu lange sträflich vernachlässigen und seine stummen Hilfeschreie nicht oder aber zu spät hören. Denn die Symptome einer kranken Leber sind unspezifisch. Man sagt, dass die Müdigkeit der Schmerz der Leber ist – will heißen, dass chronische Müdigkeit und Antriebslosigkeit auf ein Leberleiden hindeuten können. Auch weitere unspezifische Symptome wie Verdauungsbeschwerden, Völlegefühl, Juckreiz oder Rückenschmerzen können auf eine kranke Leber hinweisen.

Deshalb gilt es, es erst gar nicht so weit kommen zu lassen und diesem lebenswichtigen Organ jede nur erdenkliche Unterstützung zukommen zu lassen. Damit ist längst nicht nur gemeint, dass wir beim Alkohol kürzer treten sollen. Denn nicht nur Alkohol schadet der Leber – auch viele Medikamente, fettes Essen, bestimmte Viren und zu wenig Bewegung sind keine Freunde der Leber und schwächen diese tagtäglich. Die gute Nachricht ist jedoch, dass die Leber sehr regenerationsfähig ist und sich das Ruder oft sogar noch bei schon belasteter Leber herumreißen lässt. So ist es unerlässlich, der Leber die tägliche Last zu erleichtern und dieses einzigartige Organ soweit wie möglich zu unterstützen.

Im Folgenden werden daher die wirksamsten Maßnahmen aufgezeigt, wie Sie Ihrer Leber zu neuer Kraft verhelfen können und einer belasteten Leber wieder die so notwendige Erholung spenden können.

Die Leber – Das unbekannte Organ

In Deutschland nimmt das Interesse an allen Themen rund um die Gesundheit immer weiter zu – dementsprechend steigt auch das Interesse an einer gesünderen Lebensweise stetig. Wir beschäftigen uns mit unserem Gewicht und infolgedessen mit gesunder Ernährung und sportlichen Aktivitäten, nicht wenige wissen stets über die neuesten Diäten Bescheid. Viele von uns kennen weiter ihre Blutdruck- und Blutzuckerwerte in- und auswendig. Auch was Herz, Lunge und Darm betrifft, haben viele Menschen gute Kenntnisse.

Ausgerechnet jedoch die Leber, dieses zentrale und wichtige Stoffwechselorgan, ist vielen Menschen ein Rätsel oder gar ein Mysterium. Dementsprechend wird das Organ oft stiefmütterlich behandelt und vernachlässigt. Denn während sich die anderen Organe zeitig melden und sozusagen Notrufe absenden – die Gelenke schmerzen, der Magen drückt, der Darm ist verstopft – leidet die Leber eben leise und geduldig. Vielleicht jedoch zu leise und geduldig.

Deshalb ist es an der Zeit, Licht ins Dunkel dieses wunderbaren Organs zu bringen und uns ausführlich mit allem, was der Gesundheit der Leber dient, auseinanderzusetzen.

Aufgaben der Leber

Im Folgenden sind die wichtigen Aufgaben der Leber aufgeführt.

- Als zentrales Stoffwechselorgan reguliert die Leber den Eiweiß-, Fett- und Zuckerstoffwechsel sowie den Hormon-, Vitamin- und Mineralstoffhaushalt. Weiter dient die Leber als Speicher- und Entgiftungsorgan.
- Alle Nahrungsmittel werden zunächst im Magen und Darm aufgespalten. Die Nährstoffe, z. B. Fett und Zucker, sowie auch Vitamine und Mineralstoffe, werden über die Pfortader in die Leber transportiert. Dort werden die Nährstoffe umgebaut, eine Zeitlang gespeichert und danach gleichmäßig in den Blutkreislauf abgegeben. Vom Blutkreislauf gelangen die Nährstoffe in die einzelnen Organe.
- Auf-, Ab- und Umbau (Stoffwechsel) von Fetten, Eiweißen und Zucker. Vor allem bildet die Leber Fette, Eiweiße und Zucker in verwertbarer Form.
- Bildung von Speicherzucker (Glykogen) aus dem Einfachzucker Glucose. Wird Glucose benötigt, wird dieses aus Glykogen freigesetzt und an den Blutkreislauf abgegeben.

- Aufbau und Speicherung von Eiweißen aus den Eiweißbestandteilen (Aminosäuren) der Nahrung. Bspw. Bildung von Fibrinogen, das wichtig für die Blutgerinnung ist, sowie von Transporteiweißen. Weiter Bildung von Antithrombin und Plasminogen.
- Speicherung von Fett in Form von Lipoproteinen.
- Speicherung von Vitaminen (v. a. der fettlöslichen Vitamine A, D, E und K und von Vitamin B 12) sowie von Mineralstoffen und Spurenelementen (bspw. Eisen, Zink, Kupfer).
- Produktion von Cholesterin. Aus Cholesterin werden bspw. Hormone und Zellmembranen gebildet.
- Produktion von Gallenflüssigkeit (Galle), welche für die Fettverdauung wichtig ist.
- Entgiftung von körperfremden, schädlichen Substanzen wie Alkohol, Medikamenten, Bakterien und Viren.
- Abbau von körpereigenen Substanzen wie bspw. nicht mehr benötigten Hormonen, defekten Körperzellen, alten und geschädigten roten Blutkörperchen sowie Abfallprodukten des Eiweißstoffwechsels.
- Abwehr von Keimen aus dem Magen-Darm-Trakt, wodurch das Immunsystem unterstützt wird.

- Ausscheidungsorgan. Über die Galle scheidet die Leber Substanzen wie Bilirubin, Cholesterin, Stoffwechselprodukte und Medikamente aus. Diese Stoffe werden dann mit dem Stuhl ausgeschieden. Durch Umbau in der Leber werden einige fettlösliche Stoffe wasserlöslich, wodurch sie mit dem Urin ausgeschieden werden können.
- Beteiligung an der Regulierung des Säure-Basen-Haushalts.
- Die Leber ist an der Blutbildung des Fötus bis zum 7. Schwangerschaftsmonat beteiligt.

Aufbau der Leber

Aufteilung der Leber in Lappen

Die Leber ist die größte Drüse im Körper und gleichzeitig das schwerste Stoffwechselorgan (die Leber wiegt bei einem Erwachsenen zwischen 1200 bis 2000 g, wobei die Leber der Frau normalerweise etwas leichter als die des Mannes ist). Ein gesundes Organ ist dunkelbraun, gleichmäßig strukturiert und weichelastisch.

Das Organ liegt direkt unter dem Zwerchfell im rechten Oberbauch, zum Teil ist der obere Teil der Leber mit dem Zwerchfell verbunden. Umgeben ist das Organ von einer derben Bindegewebskapsel (Capsula fibrosa), im Gegensatz zur Leber selbst ist die Kapsel von Nervenfasern durchzogen, welche Schmerzreize übermitteln.

Aufgeteilt ist die Leber in zwei große Lappen, wobei der rechte Leberlappen weitaus größer als der linke ist (das Verhältnis beträgt 6:1). Die beiden Lappen sind durch ein bindegewebeartiges Band voneinander getrennt. Ein Großteil der Leber ist von den Rippen bedeckt. Mit dem linken Lappen ragt die Leber weit in den linken Oberbauch.

Versorgung der Leber

Als einziges Organ außer dem Herzen ist die Leber in zwei Blutkreisläufe eingebunden. Sagenhafte 2000 Liter Blut fließen täglich durch dieses lebenswichtige Organ. An der Unterseite der Leber befindet sich die sogenannte Leberpforte (Porta hepatis), welche das Blut aus den Bauchorganen (Magen, Dünndarm, Dickdarm usw.) sammelt und es der Leber zuführt. Das Blut der Pfortader ist reich an Nahrungsbestandteilen aus Magen und Darm sowie Abbauprodukten der Milz und Hormonen aus der Bauchspeicheldrüse. Aufgabe der Pfortader ist es daher, der Leber die im Darm erschlossenen Nährstoffe sowie auch mögliche Giftstoffe zuzuführen.

Neben der Pfortader münden auch die Leberarterien in die Leber. Die Leberarterien versorgen die Leber mit sauerstoffreichem Blut aus dem Herzen, die Pfortader transportiert dagegen sauerstoffarmes Blut aus den Bauchorganen. Hierbei wird die Leber zu etwa 25 % mit sauerstoffreichem Blut der Leberarterie und zu etwa 75 % mit dem sauerstoffarmen Blut der Pfortader (Pfortaderkreislauf) versorgt.

Aus der Leber führen Gallengang, Lymphgefäße und Nerven.

Was der Leber schadet

- V. a. Übergewicht schadet der Leber: Mehr als 2/3 aller übergewichtigen Personen haben eine Fettleber.
- Diabetes und Insulinresistenz: Bei jedem zweiten Diabetiker ist die Leber verfettet.
- Rauchen schadet der Leber: Nikotin wird vorwiegend über die Leber abgebaut und schadet so diesem Organ. Insbesondere starkes und langjähriges Rauchen schwächt die Entgiftungsfunktion der Leber erheblich.
- Alkohol: Allgemein bekannt ist, dass gerade exzessiver Alkoholgenuss einer der größten Feinde der Leber ist.
- Organische Lösungsmittel (z. B. in Reinigern, Lacken, Kunst- und Klebstoffen sowie in Fleckenentfernungsmitteln enthalten): diese reichern sich in der Leber an, da organische Lösungsmittel fettlöslich sind.
- Pestizide (Insektenvernichtungsmittel), Herbizide (Unkrautvernichtungsmittel) reichern sich aufgrund ihrer Fettlöslichkeit in der Leber an.
- (Schwer-)metalle reichern sich in der Leber an (z. B. Arsen, Blei, Cadmium, Nickel, Antimon, Barium, Borate, Chromate, Phosphor).

- Aflatoxine (Gift aus Schimmelpilzen, bildet sich auf verschimmelten Lebensmitteln): Aflatoxine gehören zu den gefährlichsten Feinden der Leber, im schlimmsten Fall kann durch diese Giftstoffe Leberkrebs ausgelöst werden. Tückisch ist, dass die Schimmelpilze auf bestimmten Nahrungsmitteln, z. B. Nüssen und Gewürzen, nicht sichtbar sind.
- Knollenblätterpilze: Ihr Gift kann nach einer ersten Phase mit Durchfall und Erbrechen (gastrointestinale Phase) und nach einer anschließenden Latenzzeit zur hepatischen Phase (Leberphase) führen. Die hepatische Phase führt bei nicht sofortiger Intervention zum Versagen der Leber und damit zum Tod.
- Medikamente, die über die Leber abgebaut werden: Hormone (z. B. Kontrazeptiva = „die Pille"), Paracetamol, Diclofenac, bestimmte trizyklische Antidepressiva, einige Antiepileptika, bestimmte Antibiotika, Allopurinol, sogenannte Statine gegen einen hohen Cholesterolspiegel, Tamoxifen, Corticoide usw. Insbesondere, wenn Medikamente in hoher Dosis und vielleicht auch über viele Jahre eingenommen werden, können massive Leberschäden entstehen.
- Pflanzen wie Beinwell, Kreuzkraut, Kava-Kava, Poleiminze, Schöllkraut

- Fettreiche Ernährung (v. a. tierische Fette), Zucker, erhöhte Kohlenhydratzufuhr, Softdrinks
- Stress und mangelnde Möglichkeit der Entspannung
- Bewegungsmangel, insbesondere Mangel an Bewegung an frischer Luft
- Wenig oder nicht erholsamer Schlaf
- Darmerkrankungen (Zöliakie, chronisch entzündliche Darmerkrankungen)
- Hepatitisviren, die akute und chronische Virushepatiden hervorrufen können (Hepatitis A, B, C, D, E)
- Drogen (z. B. Ecstasy)
- (genetisch bedingte) Stoffwechselstörungen
- Ungünstige und gestörte Darmflora
- Evtl. Vitamin-D-Mangel

Hinweis

Bezüglich der im Folgenden gemachten Ausführungen darf der Leser darauf vertrauen, dass die Autorin große Sorgfalt darauf verwendet hat, dass die Angaben in diesem Buch dem neuesten Stand der Wissenschaft entsprechen. Die Erkenntnisse in der Medizin und Pharmazie sind jedoch niemals statisch, sondern unterliegen einem fortlaufenden Entwicklungsprozess. Alle Angaben können von daher immer nur dem aktuellen Wissensstand zum Zeitpunkt des Erscheinens des Buchs entsprechen. Deshalb kann die Autorin für die gemachten Angaben keinerlei Verantwortung und Gewähr übernehmen. Die Durchführung der in diesem Buch beschriebenen Therapien und Anwendungen erfolgt auf eigene Gefahr und auf eigene Verantwortung des Benutzers. Die Autorin übernimmt keine Haftung für Personen-, Sach- und Vermögensschäden aufgrund der Durchführung der hier erwähnten Anwendungen. Auch betreffend der in diesem Buch angegebenen Dosierungen und Mengenangaben darf der Leser darauf vertrauen, dass die Autorin große Sorgfalt darauf verwendet hat, dass diese Angaben dem neuesten Stand der Wissenschaft entsprechen. Nichtsdestotrotz kann die Autorin für Angaben zu Dosierungen keine Gewähr übernehmen.

Jede Dosierung erfolgt auf eigene Gefahr des Benutzers. Auch betreffend die genannten Arzneimittel darf der Leser darauf vertrauen, dass die Autorin große Sorgfalt darauf verwendet hat und die diesbezüglichen Angaben dem neuesten Stand der Wissenschaft entsprechen. Die Autorin hat im Übrigen keine Beziehung zu den Herstellern der genannten Arzneimittel und erzielt keinerlei finanziellen Vorteil aufgrund der Erwähnung bestimmter Arzneimittel.

Ich hoffe, Ihnen mit diesem notwendigen Hinweis nicht den Spaß und die Freude an diesem Buch verdorben zu haben. Aber noch immer – oder auch gerade noch immer - gilt Paracelsus' berühmter Spruch: „Alle Dinge sind Gift, und nichts ist ohne Gift; allein die Dosis macht, dass ein Ding ein Gift ist."

Lebererkrankungen immer weiter auf dem Vormarsch

Lebererkrankungen sind in Deutschland immer weiter auf dem Vormarsch. Schätzungsweise fünf Millionen Menschen in Deutschland leiden an einer Lebererkrankung - eine erschreckende Zahl, die aufhorchen lässt.

Noch besorgniserregender ist, dass bei den 25- bis 45-jährigen Menschen Lebererkrankungen sogar eine der führenden Todesursachen ausmachen sollen. Hierbei spielt freilich die Leberzirrhose eine wesentliche Rolle – deren Inzidenz ist in den letzten Jahren ständig gestiegen. Man geht davon aus, dass momentan allein in Deutschland 350000 Menschen an einer Leberzirrhose leiden. Aber auch andere Lebererkrankungen nehmen stetig zu, so etwa die cholestatischen Leberentzündungen. Die viralen Leberentzündungen konnten dagegen durch die Entwicklung innovativer Therapeutika stark eingedämmt werden.

Aktuelle Studien belegen außerdem, dass mittlerweile ca. jeder fünfte Erwachsene eine Fettleber aufweist, die durch übermäßigen Alkoholkonsum, Übergewicht und falsche Ernährung bedingt ist. Aufgrund der Veränderung der Lebensgewohnheiten (Überernährung, insbesondere fett- und kohlenhydratreiche Nahrung, Bewegungsmangel), des demographischen Wandels und der Zunahme der (auch lebertoxischen) Pharmakotherapie ist mit einer weiteren Zunahme des Krankheitsbildes der Fettleber zu rechnen.

Die Zeiten für die Leber sind – wie man sieht – alles andere als rosig, es besteht also dringender Handlungsbedarf.

Die Fettleber – Die heimliche, unheimliche Volkskrankheit

Grundsätzlich unterscheidet man bei der Fettleber die nichtalkoholische Fettleber (NAFLD = Non-alcoholic fatty liver disease) und die alkoholische Fettleber (AFLD = Alcoholic fatty liver disease). Die alkoholische Fettleber ist durch chronischen Alkoholmissbrauch verursacht, während die nicht-alkoholische Fettleber als Fettlebererkrankung ohne signifikanten Alkoholkonsum definiert ist.

Die Fettleber beruht auf einer Störung des Fettsäure- und Triglyceridstoffwechsels der Leber.

Die Fettleber (lat. Steatosis hepatis) ist eine häufige Erkrankung der Leber mit in der Regel reversibler Einlagerung von Fett (überwiegend in Form von Triglyceriden) in die Leberzellen (Hepatozyten). Ursachen sind bspw. hoher Alkoholkonsum, Überernährung (insbesondere fett- und kohlenhydratreiche Nahrung), Eiweißmangel, bestimmte Medikamente, Toxine, Diabetes mellitus, (erbliche) Fettstoffwechselstörungen, Schwangerschaft und Leberstauung. Beim Übergewicht ist insbesondere das viszerale Fett (Eingeweidefett) ein starker Risikofaktor – das viszerale Fett ist meist um die Bauchregion lokalisiert, weshalb hier auch vom „Apfeltyp" gesprochen wird. Auch das Vorliegen einer ungünstigen Darmflora fördert wahrscheinlich die Bildung einer Fettleber.

Bisweilen spricht man bei der nichtalkoholischen Fettleber auch von der hepatischen Manifestation des metabolischen Syndroms. Will heißen: Kennzeichen und Charakteristikum des metabolischen Syndroms ist meist auch die Fettleber. Die wichtigsten Symptome des metabolischen Syndroms sind Übergewicht, Bluthochdruck, Diabetes und ein entgleister Stoffwechsel. Liegen diese Symptome als Einheit vor, spricht man auch vom tödlichen Quartett. Ärzte sprechen dann von einem Metabolischen Syndrom, wenn mindestens drei der Risikofaktoren bei einem Patienten vorliegen.

Die Fettleber kann in unterschiedliche Grade eingeteilt werden. Liegt ein Fettanteil von weniger als 5 % Fett in der Leber vor, spricht man von Grad 0. Bei Fettanteilen zwischen 5 und 33 % liegt der Verfettungsgrad 1 vor, bei 34 bis 66 % Fettanteil ist der Verfettungsgrad bereits 2. Bei mehr als 66 % Fetteinlagerung in der Leber liegt der höchste Verfettungsgrad, Grad 3, vor.

Diagnose

Die Diagnose einer Fettleber kann oft schon durch Abtasten der Leber gestellt werden, anschließend wird die Sonographie (Ultraschall) als diagnostische Methode angewandt. Die Fettleber zeichnet sich durch eine Vergrößerung und eine veränderte Form der Leber aus, sowie durch erhöhte Echogenität im Vergleich mit der Niere. Auch mittels Computertomographie oder Magnetresonanztomographie kann eine Fettleber erkannt werden.

Histologisch lässt sich die Fettleber durch eine Biopsie der Leber nachweisen.

Laboranalysen bringen dagegen keinen sicheren Nachweis, da die Leberwerte (Transaminasen, γ-Glutamyltransferase) bei einer Fettleber nicht zwangsläufig erhöht sind.
Eine Steatohepatitis (Leberentzündung) liegt dann vor, wenn neben der Fettleber zusätzlich eine Leberentzündung vorliegt.

Leberentzündung (Hepatitis)

Eine Leberentzündung kann zahlreiche Ursachen haben. Je nach Verlauf unterscheidet man die akute und die chronische Hepatitis, von einer chronischen Entzündung spricht man, wenn diese länger als sechs Monate anhält. Die Ursachen für eine Hepatitis können sehr vielfältig sein, sie reichen von mechanischen Schädigungen (Prellungen), über toxische Substanzen (Medikamente, Drogen, Gifte) bis zu Krankheitserregern (Viren, Bakterien, Parasiten). Die häufigste Ursache für eine Hepatitis sind Infektionen mit den Hepatitisviren A, B, C, D, E. Merkmal jeder Art von Hepatitis ist die Schädigung und Zerstörung von Leberzellen (Hepatozyten). Aus den geschädigten Zellen werden Eiweiß und Enzyme (Transaminasen) freigesetzt. Der Anstieg der Transaminasen ist im Blutbild ersichtlich und stellt somit einen wichtigen Hinweis für das Vorliegen einer Hepatitis dar.

Durch die Beeinträchtigung der Stoffwechselfunktion der Leber kann es zu einer Ansammlung von Abbauprodukten kommen, die durch eine Gelbfärbung der Haut oder der weißen Augenhaut sichtbar werden. Aus dem gestörten Energiestoffwechsel kann ein Schwächegefühl resultieren. Da die Erkrankung aber insbesondere im Anfangsstadium oft ohne große Symptome verläuft und viele Betroffene gar nichts von ihrer Erkrankung wissen, wird die Hepatitis häufig auch als heimtückische Krankheit oder lautloser Killer bezeichnet.

Einen wirksamen Schutz vor einer Infektion mit Hepatitis A und B bietet eine entsprechende Schutzimpfung, meist wird in Kombination gegen Hepatitis A und B geimpft. Gegen die anderen Formen der Virushepatitis gibt es derzeit keinen Impfschutz, so dass entsprechende Sicherheitsmaßnahmen einzuhalten sind.

Symptome einer Virushepatitis

In der akuten Infektionsphase (die Inkubationszeit beträgt 40 bis 200 Tage, üblicherweise aber 60 bis 90 Tage) kommt es durch die Freisetzung von Entzündungsmediatoren häufig zu grippeähnlichen Symptomen, leichtem Fieber und Abgeschlagenheit.

Dazu können sich Magen-Darm-Beschwerden wie Appetitlosigkeit, Übelkeit, Völlegefühl, Durchfall und Oberbauchschmerzen gesellen. In der anschließenden Phase nisten sich Viren in der Leber ein, was häufig zu einer Vergrößerung des Organs führt. Auch eine Gelbsucht mit Gelbfärbung von Haut und weißer Augenhaut kommt mitunter vor.

Der weitere Verlauf der Hepatitis hängt von der Art der Leberentzündung ab. Während die Formen Hepatitis A und E in den meisten Fällen nach einigen Wochen (meist nach drei bis acht Wochen) von selbst ausheilen, kommt es bei Hepatitis B, C und D oftmals zu einem chronischen Verlauf. Finale Stadien einer chronischen Entwicklung können Leberzirrhose oder Leberkrebs sein.

Übertragungswege der Hepatitisviren

Die Ansteckung erfolgt je nach Virustyp über unterschiedliche Übertragungswege.

Ende der Leseprobe

Printed in Poland
by Amazon Fulfillment
Poland Sp. z o.o., Wrocław

25064211R00111